Nブックス

スポーツ栄養学

編著　髙田和子

共著　神崎圭太・小西可奈・近藤早希・佐々木将太
　　　東郷将成・村田浩子・四元晴輝

建帛社
KENPAKUSHA

　スポーツ栄養に関連する書籍は多数あり，それぞれが異なった対象向け，あるいは目的をもって執筆されている。本書は，専門学校，短期大学，4年制大学などの栄養系の学科で学んでいる学生を対象に執筆した。そのため，基本的な栄養学はほかの科目で学んでいることを前提として，本書ではあまり詳細にふれていない。それぞれの章のはじめにある「この章を学ぶ前に」に記載されている内容の理解が不十分である場合には，別途，関連する教科書で学んでほしい。

　執筆は主に，公認スポーツ栄養士として実際に選手のサポートをするとともに，栄養系の短大や大学でスポーツ栄養を教え，さまざまな研究にも従事しているアクティブな若手教員や研究者に依頼した。そのため，それぞれの分野の最新情報を盛り込みながら，各執筆者が選手のサポートやスポーツ栄養の講義の経験を踏まえて，現場での活用がしやすく，わかりやすいように工夫している。さらに，執筆に際しては，運動生理学の未履修者がいることを想定して，それぞれの項目において必要な運動生理学の基礎に関しても説明を加えていただいた。一方で，管理栄養士・栄養士業務の特徴として，実際に選手の栄養ケア・マネジメントが実施できる，選手向けの献立が作成できるようになることにも重点を置いている。また，スポーツ栄養に関する資料には英語で記載されたものが多いことから，ほかの資料や教科書では単語を訳さずに多用している場合もあるが，本書では初学者を対象として，できるだけ英語表記をしないようにした。忙しい業務の中で，編者のさまざまな要求に対応しながら執筆いただいた著者の先生方に感謝する。

　さらにコラムでは，スポーツ栄養に興味をもっている学生に，実際のスポーツ栄養の活動を知ってもらうために，スポーツ栄養士としてさまざまな現場ではたらいている方々に，仕事の内容について紹介していただいた。スポーツ栄養士の方々には，忙しい業務の中での執筆とともに，勉強中の後輩に向けてのあたたかいメッセージをいただいたことにも感謝する。

　コラムの中でも紹介されているように，多くのスポーツ栄養士は選手のサポートのみの仕事をしているわけではない。また，スポーツ栄養を学ぶことが選手のサポートに必要なだけでなく，この学びはほかのさまざまな対象者への栄養サポートにおいても活かされ

はじめに

るものである。本書を学んだ皆さんが，スポーツ栄養の魅力やおも
しろさ，場合によっては難しさを理解するとともに，本書の本文・
コラムを執筆したスポーツ栄養士とともに活躍をする日がくるこ
とを期待する。

2023年10月

編著者　髙田　和子

第 1 章

対象・目的に応じた栄養サポート

この章を学ぶ前に・・

・いくつかのスポーツの動きについて，動きの特徴を考えてみよう

・各スポーツの大きな試合は，１年のうちのいつごろ行われているか調べてみよう

・選手が食事内容について紹介している記事を探してみよう

この章を学び終わると・・・・・・・・・・・・・・・・・・・・・・・・・・・・・・・・・・・・・・

・さまざまな競技の特徴を説明することができる

・ピリオダイゼーションについて説明することができる

・競技特性にあわせた栄養管理のポイントを説明することができる

1．スポーツ栄養学を学ぶにあたって

　　　スポーツ栄養の範囲について国内外の資料をみていくと，「運動等により身体活動量の多いスポーツ愛好家や健康の保持・増進のために身体活動量を多くしている人から専門的に競技スポーツを行っている選手までを含めた対象の身体活動・運動とのかかわりにおける栄養」を示すことが多い。スポーツ栄養の幅広い対象に対しては，栄養サポートの最初のアセスメントにおいて，通常のアセスメントと同様に対象者の特性の把握が重要であるが，ライフステージ別や疾患別の対象におけるアセスメントに加えて，特徴的な点がいくつかある。

　　　第一に，対象者の目的の把握が必要である。目的は大きく分けて，「健康の保持・増進」と「競技レベルの向上」があり，その２つの目的のバランスは競技レベルによって異なる。練習量やパフォーマンスのレベルによって対象者を５段階に区分したものが図１-１である[1]。ここでは，対象者の段階が０（座位中心）から５（国際レベル）の６段階に分けられている。全人口に占める割合は，０段階から５段階に向けて少なくなる。これらは，対象者の練習量／身体活動レベル，特定のスポーツ種目を行っているか，そのスポーツにおいて競争的であるか，競技レベル（地区大会，国内大会，国際大会など）によって区分されている。

　　　練習量／身体活動レベルは，０段階から５段階に向けて多くなる。すでに練習の負荷が最大量に近い場合，遺伝的な要因の影響も考慮すると，トレーニングや栄養などのさまざまな介入によってパフォーマンスが明らかに変化する可能性は５段階に向けて小さくなる。また，標準的なガイドラインに示されるような手法が適用できる可能性は，練習量や競技レベルによって異なる。スポーツ栄養の実践においては，対象者が何を主要な目的としているか，競技レベルが現在どの程度であり，どこをめざし

ているかを把握しておくことが必要である。

　第二に選手を対象とした栄養サポートにおいて，目標摂取量の設定，栄養ケア計画，食事計画を具体的に作成するために考慮しなければならない点として，選手の行っている種目とピリオダイゼーションがある。行っている種目によって，練習内容や適切な体格，試合時の配慮などが異なる。また，選手は年間の試合のスケジュールをもとに，練習の年間計画が立てられており，時期によって栄養の配慮も異なる。

　本章では，スポーツ栄養を実践するにあたり，必ず理解しておくことが必要な種目特性とピリオダイゼーションについて学ぶ。

　なお，本書では研究などにおいて単発の自転車こぎ，ランニングなどをする場合（あるいはそれに基づくエビデンス）および試合やトレーニングで身体を動かすことを運動としている。トレーニングは明確な意図をもって組み合わせた運動であり，持久的トレーニング，レジスタンストレーニングなどを含んでいる。選手の生活においてさまざまなトレーニングを行う時間は「練習」と記載している。

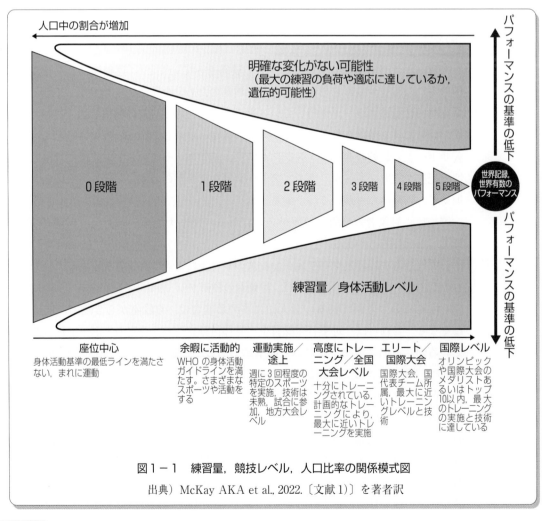

図1-1　練習量，競技レベル，人口比率の関係模式図

出典）McKay AKA et al., 2022.〔文献1)〕を著者訳

2．種目特性

　選手に対する栄養サポートは，年齢，性別，競技種目やポジション，ピリオダイゼーションなどさまざまな要因を勘案して実施される。特に，競技種目によって，身体づくりや練習，試合時の栄養補給方法は異なるため，選手がベストパフォーマンスを発揮するためには，競技種目の特性を理解した適切なサポートが望まれる。

　しかし，スポーツはさまざまな能力が複合的に関連してパフォーマンスが発揮されるため，競技種目を単純に分類して解説することが難しい。そこで，本章では，競技種目を，審美系，階級制，持久系，瞬発系，球技系，水中，冬季に大きく分類し，それぞれの競技種目の特性とスポーツ栄養学的なポイントを記載した。

　なお，各競技に共通する，エネルギー，たんぱく質，糖質，ビタミンおよびミネラルの摂取，減量・増量の方法，水分補給，女性アスリートの三主徴などに関しては第2章以降を参照し理解を深めていただきたい。また，すべてのスポーツを網羅することが難しく，詳細を解説できない競技種目も存在するため，掲載のない競技種目においては，特性が近い競技を参考に応用していただきたい。

2．1　審美系競技

　体操，新体操，フィギュアスケートなどの審美系競技（アーティスティックスイミングは水中競技で記述）は，技の正確さ，表現の美しさなどの動きの見栄えの優劣を競う，評定競技である。

　審美系競技選手はほかの競技種目と比較して体重，体脂肪率が低い傾向にある。一般的に，この傾向は体重が軽いことと体脂肪量が少ないことが，①競技に特徴的な動作（ジャンプ，ステップ，身体の保持等）に有利にはたらく，②けがの予防（体重が重いと足首，膝，腰に負担がかかる），③身体が美しく見えることにつながる，と考えられる。このことから，審美系競技選手は体重を減らす意識が高い。しかし，指導者による誤った体重管理の指導，個人の身体状況が考慮されずチームで統一した体重目標の設定などによって健康障害を発症している例も多い。

　食事摂取量だけを極端に減らすような誤った体重管理は，エネルギー摂取量が少ない可能性が高い[2]。また，審美系競技の選手は，減量とリバウンドを繰り返すことで，体重を減らしにくい身体になっているという報告[3]や，女性選手では，月経異常や疲労骨折を経験している割合がほかの競技と比較して高いという報告もある[4]。

　審美系競技選手においても，基本的に身体活動量に見合ったエネルギーを摂取することが望ましい。しかし，食事量を増やすことによって，体重が増加することや体重増加により競技成績に影響があるかもれないという不安から，エネルギー摂取量の改善に時間がかかることがある[5]。審美系競技選手の体重管理は，選手の心理状態や身体状況を適切に把握し，目標体重を設定して，無理のない計画を立ててエネルギーバランスを調整しながら進めていく。

　　審美系競技選手のサポートを実施する場合には，代謝，発育・発達，免疫機能や精神的に影響を及ぼす相対的エネルギー不足に陥らないようエネルギー消費量に見合った摂取量ができるような栄養サポート計画を立てるべきである。

2．2　階級制競技

　　柔道，レスリング，ボクシング，ウエイトリフティングなどの階級制競技は，体重によって出場する階級を分けることで，体格差を少なくし，平等に競いあう意図がある。

　　体重階級制競技は，出場する階級にあわせた体重管理が必要となる。既定の体重をクリアできなければ失格となり，試合に出場できない。また，筋力がパフォーマンス発揮に強く関連するため，除脂肪量の向上を目的としたトレーニングが実践される。一方，体重階級は，軽量級から上限のない重量級まで幅広い。軽量級は，体脂肪率が低く，重量級，特に体重制限のない超級では体脂肪率が高い[6]。これは，超級や無差別級では，体重が重いことが競技に優利であることによる。したがって，体重階級制競技では，出場する階級にあわせた計画的な減量・増量の体重管理が必要となる。

　　体重階級制競技選手は，大会前の計量（検量）にあわせて，体重を調整する。計量の実施タイミングは，競技によって異なるが，多くの選手が減量をしてのぞむ現状がある。体重階級制競技選手の減量の課題として，急速減量[7]があげられる（図1−2）。急速減量は，短期間に食事と水分摂取の制限，サウナを利用した脱水などを行い，一時的かつ急激に体重を減少させ[8]，計量をパスした後に食事や水分を摂取し，試合前に体重を回復させて競技に参加する。急速減量は，身体的負担が大きく，パフォーマンスを低下させるリスクがある（第3章p.91〜参照）。

　　階級制競技で重要なことは，出場する大会前に選手およびスタッフで打合せを行い，

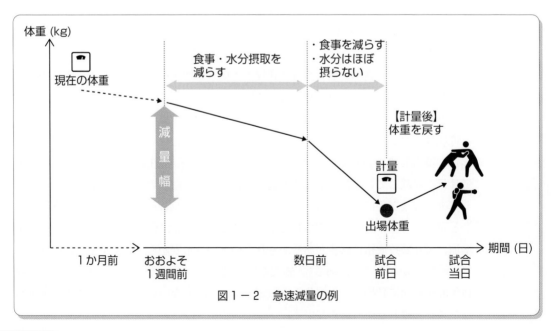

図1−2　急速減量の例

参加登録する階級を決定し，減量・増量の計画を立てることである。体重管理は，計量までの日数を逆算し，1か月前，1週間前，前日，当日に分けて食事管理を計画し，選手の負担を軽減するだけでなく，ベストパフォーマンスの発揮につながるようなサポートをめざす。

2．3　持久系競技

　持久力は，筋持久力と全身持久力の2つに大別される。筋持久力とは，「持続的または反復的な筋収縮を継続する筋の能力」[9]と定義されており，ロッククライミングのような一定の筋力を維持する競技に必要な能力である。一方，全身持久力は，心肺持久力とも表現され，一定の運動を長く続けることができる体力や粘り強さのこと[9]であり，筋力，瞬発力などの基本的運動能力のひとつである。全身持久力が必要な競技として，陸上中・長距離（800 m，1500 m，5000 m，10000 m，マラソンなど），競泳の長距離（800 m，1500 mなど），トライアスロン，クロスカントリーなどがあげられる。ここでは，全身持久力が必要な競技を持久系競技として解説する。

　持久系競技の運動強度は，種目ごとにさまざまであり，運動中のエネルギー供給は，運動強度や継続時間によって割合が変化する（図1-3）。数分で終了するような競技では，無酸素系からのエネルギー供給が主体であり，長時間継続するような競技では，有酸素系が優位となるが，いわゆるラストスパートでは，無酸素系からの供給が大きくなる。これらから，持久系競技では，体内のグリコーゲン貯蔵量や運動前および運動中の糖質補給がパフォーマンスに関連する。持久系競技のパフォーマンスの向上を目的とした食事方法として，グリコーゲンローディング（第2章p.40～参照）がある。

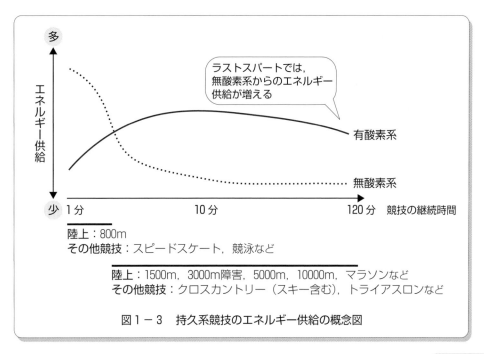

図1-3　持久系競技のエネルギー供給の概念図

表1－1　アスリートの貧血対処7か条

1	食事で適切に鉄分を摂取	質・量ともにしっかりとした食事で，1日あたり15～18 mgの鉄分を摂れます。普段から鉄分の多い食品を積極的に食べましょう。
2	鉄分の摂りすぎに注意	鉄分を摂りすぎると，体に害になることがあります。1日あたりの耐容上限量は男性50 mg，女性40 mgです。鉄分サプリメントを摂りすぎると，この量を超えますので，注意しましょう。
3	定期的な血液検査で状態を確認	年に3～4回は血液検査を受けて，自分のヘモグロビン，鉄，フェリチンの値を知っておきましょう。フェリチンは体に蓄えられた鉄分量を反映するたんぱく質で，鉄欠乏状態で最も早く低下する敏感な指標です。ヘモグロビン値は最後に低下しますので，貧血では体の鉄分量は極度に減っています。
4	疲れやすい，動けないなどの症状は医師に相談	疲れやすくパフォーマンスが低下する時は，鉄欠乏状態や貧血かもしれません。早めに医師に相談しましょう。
5	貧血の治療は医師と共に	鉄欠乏性貧血の治療の基本は飲み薬です。医師に処方してもらいます。ヘモグロビン値が正常に回復してからも3ヶ月は続けましょう。
6	治療とともに原因を検索	鉄欠乏性貧血には原因が必ずあります。治療を受けるだけではなく，消化器系，婦人科系，腎泌尿器系などの検査を受けましょう。
7	安易な鉄剤注射は体調悪化の元	鉄剤注射は投与量が多くなりがちで，鉄が肝臓，心臓，膵臓，甲状腺，内分泌臓器や中枢神経などに沈着し，機能障害を起こすことがあります。体調不良とかパフォーマンスが思い通りでない，といった理由で，鉄剤注射を受けることはもってのほかです。鉄剤投与が注射でなければならないのは，貧血が重症かつ緊急の場合や鉄剤の内服ができない場合です。

出典）日本陸上競技連盟，2016.〔文献11〕

　一般に選手は，鉄の摂取不足，汗などからの鉄の損失，エネルギー摂取不足など[10]を原因として**鉄欠乏性貧血**のリスクが高い。持久系競技選手は，酸素運搬能力がパフォーマンスに関連するため，日常から貧血を予防することが重要である。しかし，女性陸上競技選手（特にジュニア選手）において，鉄欠乏貧血の予防，改善を目的とした鉄サプリメントや鉄剤注射の誤った使用が問題となった。これを受けて，日本陸上競技連盟は現状を問題として，貧血予防の正しい知識の啓蒙のため「**アスリートの貧血対処7か条**」[11]を発表した（表1-1）。この対処法は，陸上競技のみならず，スポーツ競技全般に共通する内容となっている。

2．4　瞬発系競技

　瞬発系競技では，**瞬発力**がパフォーマンスに強く影響する。瞬発力は，筋力とスピードの組み合わせによる運動能力のひとつであり，数秒から数十秒の短時間に大きくかつすばやくパワーを発揮する能力で，短時間に大きなエネルギーが必要となる。瞬発力が必要な競技では，投てき，跳躍，ウエイトリフティング，相撲，陸上短距離（100 m，200 m，400 mなど），競泳短距離（50 m，100 mなど）ほか多数があげられる。また，瞬発力に加えてスピードや持久力が必要な競技として，柔道やレスリングなどがある。

　スポーツ競技の多くが，さまざまな要素が複雑に影響しあってパフォーマンスが発

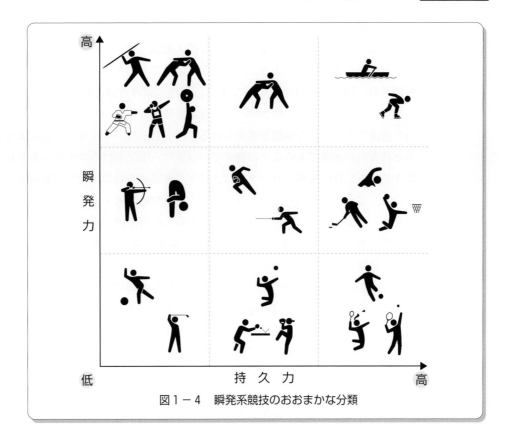

図1-4　瞬発系競技のおおまかな分類

揮される。図1-4に示したように，パフォーマンス発揮に瞬発力が強く影響する競技から，加えて持久力が必要な競技まで多岐にわたり，種々の身体能力の要素が必要である[9]。

　瞬発系競技の運動中のエネルギー供給は，実施時間によって異なる。たとえば，数秒から30秒程度の短い時間で完結する競技では，クレアチンリン酸を用いるATP-CP系がエネルギー供給の主体となる[9, 12]。30〜90秒程度の時間で完結する競技になると，乳酸が産生される乳酸系が供給の主体となる[9, 12]。

　瞬発系競技は，競技時間が短いため，体内のエネルギーが枯渇するようなことはない[12]。よって，持久系競技に用いられるグリコーゲンローディングは必要がなく，いわゆるバランスのとれた食事をすることを心がけるようにする。しかし，一日に試技やレースを複数回行う場合は体内の糖質が減少すると考えられるため，試技やレース間の休息時に糖質を補給しリカバリーを行うことは，グリコーゲンを回復し，疲労の軽減につながる。

　瞬発系競技では，筋力がパフォーマンスにかかわることから，骨格筋量を増やすことが必要となる。パワー系の能力を向上させることを目的としたトレーニングを実施する場合には，十分なエネルギー補給とたんぱく質が必要となる。また，骨格筋合成にかかわるビタミンDも積極的に摂取することもすすめられる。

２．５　球技系競技

　球技系競技は，テニスや卓球のような個人種目，サッカーやラグビーなど複数名で**チーム**を構成する種目があり，試合状況に応じてボールを自在に扱いながら，攻守が展開され，得点を取りあう競技である。競技に要求される体格などは，種目やポジションによって異なる。サッカーでは除脂肪量を維持しつつ，スピードに加えて持久力を発揮できるような体格が求められる。ラグビーは，サッカーと同じようにスピードと持久力が必要であることに加えて，フォワードにおけるフッカーやプロップは当たり負けをしない体格，バックスはスピードが求められる。また，野球やソフトボールでは，ピッチングやバッティングのように瞬発的に最大の力を発揮するような能力を必要としつつ，ショートやセカンドのような内野手は打球を捕球するための瞬発力が必要であり，ホームランバッターはボールをとらえて遠くに飛ばすための最大パワーを発揮する能力が必要となる。

　球技系競技選手の身体づくりの基本は，除脂肪量の増加[13]であり，練習にあわせた十分なエネルギー，たんぱく質摂取が必要となる。さらに，身体コンタクトのある競技，ポジションでは，当たり負けをしない身体づくりが必要となり，除脂肪量の増加に加えて，体脂肪量の管理が必要となることもある。

　球技系競技の多くは，試合期が長く，多くの試合を消化しなければならない。試合期には，身体的，精神的負荷による食欲不振，消化・吸収能力の低下により体重減少が起こるリスクがある。年間の体重変動が少ない選手は，安定したパフォーマンスを継続することができる[14]。したがって，試合期は体重減少を予防することを目的として，選手の身体状況をモニタリングしながら，エネルギーおよびエネルギー産生栄養素摂取量を調整するサポートが必要である。

２．６　水中競技

　水中は，陸上よりも身体への抵抗，負担が大きい。水中競技は水の抵抗を利用して推進力を得たり，演技を行う。種目として，タイムを競うもの（プールで行う競泳，湖や海で行うオープンウォータースイミング，フィンスイミング），演技の美しさを競うもの（アーティスティックスイミング，飛び込み），得点を競うもの（水球）があり，多岐にわたる。

　水中競技は，身体から熱が奪われやすい水中で行われる[15]ため，練習で長時間水中にいると，身体が冷え，風邪などの体調不良[16]を引き起こすことがある。浮力が必要なため体脂肪率が極端に低い選手は少ないとされるが，体脂肪量が少ないと体温を保持することができなくなる。そのため，コンディションを考えた身体組成の管理を必要とする。

　選手の身体組成の特徴として，骨密度が低いことがあげられる[17]。水中は浮力があるため，骨に対する物理的な負荷が骨にかかりにくいと考えられている。特に女性選手では，低骨密度のリスクが高く，アセスメントを行いリスクの早期発見，回避が必

要となる。骨密度の低下予防として，十分なエネルギー摂取に加え，たんぱく質，カルシウム，ビタミンDを摂取する。競技は主に室内で実施することから，紫外線によるビタミンDの体内産生が少ないことによるビタミンD不足が懸念されるため，ビタミンDを豊富に含む食品を摂取するだけでなく，日光を浴びることを意識するとよい。

　水中競技は，全身運動であるためエネルギー消費量が多い。特に，低温の水中で行われること，無酸素系パワーが必要であること，種目によっては実施時間が長いことなどから，糖質の利用が高いと考えられる。したがって，日常および試合前の食事では十分な糖質摂取が必要となる。さらに日常からエネルギー摂取量が不足しないよう，定期的に消費量と摂取量のバランスをモニタリングして，意図しない体重低下やオーバートレーニングなどを回避するようなサポートが望まれる。

２．７　冬季競技

　寒冷環境下で実施する冬季競技は，氷上または雪上で実施され，低温の厳しい環境に晒（さら）される。室外で行われるスキー競技は，風や降雪がパフォーマンスに影響する。冬季競技の年間スケジュールとして，春から秋に身体づくりを行い，冬に試合を行う。トップ選手は，冬に国内外を転戦してシーズンを過ごすことが多い。競技は，瞬発系（スピードスケート短距離，アルペンスキー，ソリのダッシュなど），持久系（スピードスケート長距離，クロスカントリースキーなど），審美系（フィギュアスケート），と多様である。これらの競技のポイントは，本章内の該当する各競技を参考にしていただきたい。

　寒冷環境に曝露（ばくろ）されると，体温低下を防ぐため，ふるえ熱産生が起こり，熱放散を防ぐために皮膚血管の収縮などの反応が起こる[18]。ふるえ熱産生は骨格筋を収縮させるため，グリコーゲンが利用される。そのため，ふるえが長時間に及ぶと，意図せずグリコーゲンの減少につながる可能性がある。さらに，スピードスケート，クロスカントリー，アイスホッケーは，競技特性から糖質の利用が高いと考えられる。これらから，冬季競技では，糖質を意識した食事，補食の摂取が必要であろう。冬季競技は，寒冷環境下で実施するという共通点はあるものの，瞬発系，持久系，審美系のように，求められる身体能力が異なる。先述した各種競技種目の特色を確認し，冬季競技種目に近いものを選択して身体づくりや食事，栄養管理に応用するとよい。

3．ピリオダイゼーション

　目標とする大会や試合においてベストパフォーマンスを発揮するためには，休養，栄養のバランスをとりながら，質の高いトレーニングを十分に実施することが必要となる。トレーニング量が増えすぎると，その効果が現れにくくなる，オーバートレーニングによるけがや身体不調を引き起こす，などパフォーマンスの低下につながる。したがって，選手は，目標とする大会や試合においてベストパフォーマンスを発揮するために，トレーニング計画を立て，コンディション管理を行うべきである。

　しかし，高いパフォーマンスを長期間継続して維持することは難しい。たとえば，

オリンピックのような数年おきに実施される大きな大会において，数年間，最大源の
パフォーマンスを維持して競技を継続することは現実的ではない。目標とする大会や
試合にあわせてパフォーマンスを調整することは容易ではない。そこで，選手本人以
外にも，選手にかかわるスタッフの経験とスポーツ医科学的なサポートに加えて，年，
月および日単位の計画的なトレーニングやコンディショニングが必要となる。目標と
する大会や試合において，ベストパフォーマンスを発揮するために，一年間をいくつ
かの期に分け，トレーニングの期間，負荷，内容および量のような変数を計画的に調
整する方法がある。それをピリオダイゼーション（期分け）[19]とよぶ。

3．1　ピリオダイゼーションの理論的基礎

　ピリオダイゼーションは，一年単位（マクロサイクル）で考えることが多く，準備期，
試合期，移行期の3つの段階に分けられる（図1-5）[19]。期間の考え方として，マク
ロサイクルだけでなく，月単位のメゾサイクルや週単位のミクロサイクルといった小
さい区分で考えられることもある[20]（図1-6）。ピリオダイゼーションは，トレーニン
グ期間を短期から長期間で明確に区分けし，試合期に向けてトレーニングの質や量を
調整しながら適応を促す。準備期や試合期におけるオーバートレーニングによるけが
や身体不調を防ぐため，リカバリーを促し，よりよいコンディション管理を心がける
ことが重要である。

　選手が大会や試合においてベストパフォーマンスを発揮するために，ピリオダイ
ゼーションを理解し，練習内容や体調管理にあわせた栄養サポートに取り組むことが
必要である。準備期，試合期，移行期の特徴を捉え，それぞれの期で計画されている
内容や目的にあわせた栄養摂取の量やタイミングを工夫していくことが重要である。

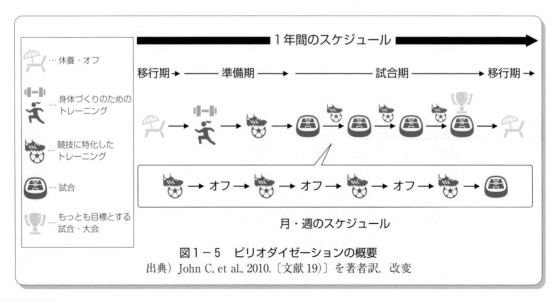

図1-5　ピリオダイゼーションの概要
出典）John C, et al., 2010.〔文献19）〕を著者訳，改変

3．2　ピリオダイゼーションにおける期の考え方

　オリンピックのような大きな大会にのぞむ場合には，いくつかの目標となる試合や大会をクリアして本番にのぞむため，**複数年の計画を立てなければならない**。一方，一年のうち数か月の試合期が設定されているような競技では，**年間の計画を立て**，パフォーマンスを維持しながら競技成績を求めることになる。一般的にピリオダイゼーションは，一年間のトレーニング計画を立て，目標とする試合や大会にベストパフォーマンスをあわせることを考慮する。競技によって計画の立案は多様であるが，一年間を，準備期，試合期および移行期に分けた場合の解説を行う（図1－6）。

　準備期は，試合期に向けたトレーニングのスタートとなり，筋力，持久力，バランスなど，スポーツの基礎となる身体づくりの期間である。初期から中期は，徐々にトレーニング量や強度を上げていく。準備期の終盤は，試合期へのスムーズな移行を目的として，筋力向上やパワー発揮に焦点があてられたトレーニングを実施する。また，準備期は，一般的身体トレーニング期と競技特異的身体トレーニング期に分けられることもある[20]。一般的身体トレーニング期では，トレーニング負荷量が増えることに備えて運動能力を高め，各種トレーニングに対する適応力を最大化することが目的である。競技特異的身体トレーニング期は，試合期への移行を円滑に進めることが目的であり，競技における特異的能力を高める期間となる。

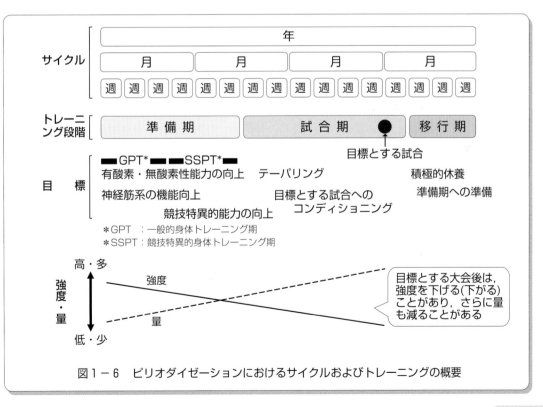

図1－6　ピリオダイゼーションにおけるサイクルおよびトレーニングの概要

　試合期は，トレーニング強度や量を調整しながら，大会や試合に参加する期間である。目標とする試合や大会へ向けてトレーニング内容を調整し，疲労の蓄積等を考慮しながらコンディションをピークにもっていくこと（ピーキング）[21]が重要となる。ピーキングの方法としてテーパリングがある。テーパリングは，目標とする試合や大会にあわせてパフォーマンスを最大に高めることを目的として，トレーニング量を調整する手法[22]である。一方で，試合や大会に向けて疲労を蓄積させないために，トレーニング強度や質を下げすぎるとパフォーマンスの低下につながる可能性があるため，選手の状況をモニタリングしながらトレーニング内容を調整する必要がある。

　移行期（オフ期）は，試合期と準備期をつなぐため，積極的な休養がすすめられる。試合期の疲労を回復させるだけでなく，けがからの回復，準備期に向けた軽負荷のトレーニングを行う期間となる。身体や精神の回復を目的とする期間であるが，長期間になると体調を取り戻すための期間が必要となるため，4週間以内にとどめるとよいとされる。休養のため，積極的なトレーニングは避けたほうがよいが，準備期へのスムーズな移行を考慮して，レクリエーション的なスポーツ活動や低強度トレーニングの実施は推奨される[23]。

3．3　ピリオダイゼーションにあわせた栄養ケア・マネジメント

　スポーツにおける栄養サポートでは，競技種目，ポジション，年齢や性別への配慮だけでなく，ピリオダイゼーションにあわせて食事や補食の量や質を具体的に考える必要がある[24]。ピリオダイゼーションは，競技や年代カテゴリーなどによってさまざまであることから，選手やスタッフと連携をとり，各期において求められるサポート内容を明らかにし，適切に対応することが必要である（図1-7）。

（1）準 備 期

　準備期は，心肺機能や筋力などのスポーツの基礎となる身体づくりの期間であり，練習量が多い。それに伴いエネルギー消費量も増加するため，エネルギー摂取量を適切に管理する必要がある。エネルギー摂取量が不適切であると，トレーニング効果が現れにくくなる，意図しない体重減少，疲労の蓄積などの不調のリスクが高まる。したがって，練習内容を把握しつつ，強度や量に見合ったエネルギーの補給計画を立案することが重要である。しかし，練習が厳しくなることで食欲がなくなり，食事摂取量を確保できないことがある。このような状況では，選手本人が食べやすい食品やプロテイン，エネルギーゼリーなど高エネルギーで摂取しやすい食品を選択して利用するとよい[24]。

　骨格筋量増加，筋力向上やパワー発揮に焦点をあてたトレーニングが増えてくると，たんぱく質の要求量が高まる[25]ため，トレーニング効果を十分に得るためにたんぱく質摂取量を適切に設定する必要がある。たんぱく質摂取量の設定は，競技や練習内容で異なるため，体重や除脂肪量の変動をモニタリングしながら設定する。

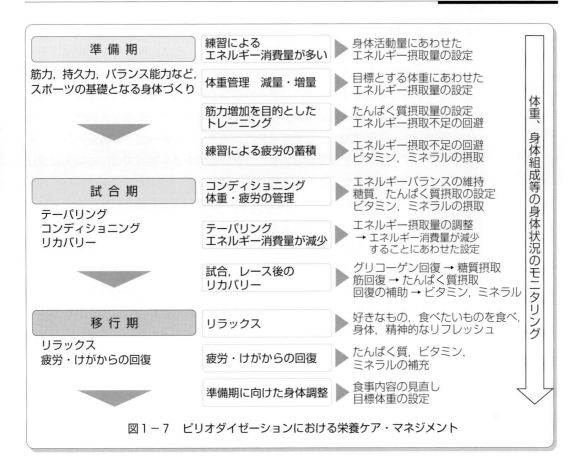

図1-7　ピリオダイゼーションにおける栄養ケア・マネジメント

　試合期に向けた準備として，移行期に設定した目標体重に向けて体重管理を行う[26]必要があり，個別対応を行っていく。目標体重に向けた体重管理を適切に実施するため，身体活動量およびエネルギー摂取量を把握して，栄養補給計画ならびに行動計画を立案し，選手およびスタッフと情報共有をして進めていく。目標体重は，選手本人の意志だけでなく，スタッフの意向が反映されることがあるため，前シーズンのコンディションなどを根拠にしながら管理を進めることが望ましい。

　準備期の練習の実施状況が試合期のパフォーマンスに直結する。しかし，練習内容にあわせた食事摂取ができていないと，疲労の蓄積だけでなく，上気道感染症への罹患，けが，鉄欠乏性貧血，疲労骨折などの健康障害につながることを忘れてはならない。日々の厳しい練習後には，エネルギー補給の確保，早急なグリコーゲン回復，脱水の予防・回復，抗酸化作用のある栄養素の摂取などの栄養補給によるリカバリーを行う。練習後には，食欲の低下により食事摂取量が減少し十分なエネルギー，栄養素の摂取ができないことも想定されるが，日々選手の状況を把握しながら状況にあわせた対応を心がける必要がある。

（2）試 合 期

　試合期は，準備期と比較して練習量は少ないもの，競技に特異的な技術練習やパフォーマンスの維持を目的とした練習を行う。さらに，試合や大会において，よりよいパフォーマンスを発揮できるように**テーパリング**を行う。テーパリングは，目標とする試合に向けて徐々に練習量を減少させるため，エネルギー摂取量を調整していないと，意図しない**体重増加**につながる可能性がある。したがって，練習量の減少にあわせてエネルギー摂取量を設定する。また，試合時間が長い競技では，この間にグリコーゲンローディングを行うことも有効である。

　試合と試合の間隔が短い場合には，疲労からの早期回復を目的として，筋グリコーゲン，筋疲労，脱水からの早期回復をめざしたリカバリーを行う。また，試合を重ねていくことによって，疲労の蓄積，パフォーマンスや競技成績に対する身体的，精神的ストレス，それに伴う食欲の減退や腹部の不調（下痢や便秘など）が発現するリスクが高まる。これらの状況が複合的に発生することによりエネルギーバランスの不均衡に陥ると，意図しない体重減少からパフォーマンスを低下させる。このようなスパイラルに陥らないよう，体重推移の把握に加えて，身体状況にあわせた食事，栄養管理を実施することがパフォーマンスの維持に寄与する。

　競技種目によって試合期のサイクルも異なることから，競技特性を把握した食事，栄養管理を実践することが重要である。

（3）移行期（オフ期）

　移行期は，試合期に蓄積した疲労やけがからの回復を目的として，**積極的な休養**を取りつつ，食事を十分に摂取してコンディションを整えることに重点を置く。

　準備期や試合期では，練習内容や試合にあわせた食事，栄養管理を行うため，選手は食に対して少なからずストレスを感じている。したがって，管理をゆるめリラックスした食事とすることで，選手の食に対する**ストレスを軽減すること**[27]も重要なサポートとなる。注意点として，積極的に休養をとると身体活動量が低くなり，準備期や試合期と比較してエネルギー消費量が少ないため，食事の管理をゆるくしすぎると，意図しない体重増加につながる。したがって，移行期であっても身体活動量にあわせてエネルギー摂取量を調整し，無駄な体重および体脂肪量増加につながらないような対応が必要となる。

　一方，体重管理のために，食事量を単純に減らしてしまうと，たんぱく質やビタミン，ミネラルの摂取量が相対的に減少する可能性がある。たんぱく質の摂取不足は，**除脂肪量の減少**につながるため，身体活動量が低い移行期であっても，十分に摂取量を確保する必要がある。また，不足しがちな鉄やカルシウムの摂取量が減ると，貧血や骨量の低下につながる可能性がある。食事量を減らす場合には，たんぱく質や不足しやすい栄養素の摂取量を減らさないように対応する必要がある。

　移行期の終盤に入ると，次シーズンに向けた準備を進めることになる。疲労やけが

の回復を目的として，積極的な休養をとっていた状況から，練習が開始される準備期に向けて，レクリエーション程度の運動強度から徐々に身体活動量を増やしながら，身体を動かせる環境を整えていく。身体活動量にあわせて食事摂取量を調整し，エネルギー・栄養素の摂取量が不足しないように食事，栄養管理を計画的に実施する。

　移行期から準備期，試合期にパフォーマンスを向上させながらスムーズに移行するために，目標体重を早めに設定しておくことも重要である。準備期や試合期に入ってから体重目標を設定すると，減量や増量にあわせたトレーニング計画の修正が困難になり，無理な体重管理につながり，パフォーマンス低下の要因になり得る。パフォーマンスの維持，向上を目的として，前シーズンの体重推移とパフォーマンスの関連などを選手本人やスタッフと連携して分析し，根拠をもって目標体重を設定することで，準備期における体重管理，食事，栄養管理の計画が立てやすく，実践しやすくなる。

コラム　プロフェッショナルチームにおけるスポーツ栄養士の活動

　私は食品会社に所属し，スポーツ栄養士として，北海道日本ハムファイターズの栄養サポートをしています。チームでは，選手育成の一環として，選手やチームの状況に応じた食事・栄養に関するサポートを行っています。

　プロ野球には，1軍とファーム（2軍）があり，ファームには若手選手や調整中のレギュラー選手，リハビリテーション中の選手がいます。1軍登録される選手はチーム全体の半数のみです。コンディション，成績等により度々入替えがある厳しい環境です。選手は常に1軍をめざしプレーしています。なお，シーズンは，鍛錬期，試合期，準備期の3つの期間に分けられます。1年の3分の2を占める試合期では，選手は連戦続きで遠征も多いなか，試合日においても技術練習やウエイトトレーニングなどの基礎トレーニングが必要です。このような環境で，選手にはシーズンを通し，よいコンディションを維持し，高いパフォーマンスを発揮することが求められます。さらに若手選手（主に高卒入団5年目まで）は，身体づくりにも取り組みます。そのため，私たちスポーツ栄養士は，身体組成，食事調査などのアセスメント結果に基づき，選手と面談を行い，講習会や資料を通して情報を提供し，選手一人ひとりが目標を達成し，成果を生み出すために，1年を通してサポートをします。サポート内容は，チームトレーナーとの定期ミーティングでアイデアを出しあい，より選手に役立つものになるよう，毎シーズン見直しを行います（図）。

　栄養サポートは現地とリモートのハイブリッドで行っています。試合期はほぼ毎週，6試合を戦うため，現場は毎日が勝負の世界，速やかな課題解決が求められます。選手の体重・身体組成データ，食事やコンディション情報をもとに提案をします。個人にあわせた対応とスピードの両方を求められますが，1軍，ファーム，ポジション，ゲーム出場の仕方（フル出場，数イニングの登板，打撃専門，途中交代など），食・住環境など，選手の置かれた状況には個人差があり，とても複雑です。そのため，対応は難しく，常に緊張感をもって取り組んでいます。

　業務を推進するためには，現場スタッフとの連携が不可欠です。現地での議論，電話やソーシャルメディアを活用したリモートでのやり取りなど，常に現場の情報に接しており，選手の栄養への興味・関心度合い，理解度に応じて，選手に寄り添ったコミュニケーションのとり方，情報提供を心がけています。

●：該当月に実施　◎：毎日実施

サポート項目		1月 オフ・新人自主トレ	2月 春季キャンプ	3月 オープン戦	4月	5月	6月	7月	8月	9月	10月 フェニックスリーグ, 日本シリーズ	11月 秋季キャンプ・オフ	12月
講習会(水分補給, 身体組成コントロールなど適した時期に実施)		●				●	●				●		
個人面談(身体づくりの目標に応じた食事での行動目標の設定, アドバイス)	オフ後		●										
	新人			●									
	シーズン中間						●	●					
	オフ前											●	
食事調査(選手が撮影した写真をもとに栄養計算, コメント返却)		●	●	●	●	●	●	●	●	●	●	●	
食環境整備(食事会場の媒体作成, メニューチェックなど)		●	●	●	●	●	●	●	●	●	●	●	
起床時の体重, コンディションチェック(クラウドサービスを活用し日々のデータをモニタリング)		◎	◎	◎	◎	◎	◎	◎	◎	◎	◎	◎	◎
身体組成チェック (除脂肪量など)		●		●		●		●		●	●		●
リハビリ選手のサポート (必要に応じて)													
形態測定 (不定期)													

図　栄養サポート計画

　同じ悩みを抱えた選手でも,「答え」と「伝え方」はちがいます。複数の選択肢を示してほしい選手もいれば, 具体的な答えがほしいという選手もいます。選手は, 成績や身体組成など, 常に数字と向き合っているため, 食事選択のアドバイスでは, メッセージより栄養素の充足率など数字からのアプローチが効果的なケースもみられます。また, 一度みつけた答えも, 自身の置かれた状況により再度見直しが必要なケースもあります。たとえば, 1軍はナイトゲームが多く, ファームは基本デイゲームです。ファームから1軍に昇格すると, 食環境はもちろん, 生活は夜型にシフトし, 応用力が試されます。直接話したい, メッセージがよいなど, 好みや状況に応じた伝え方の選択も必要です。

　スポーツ栄養士が選手やチームとの信頼関係を築くための重要なスキルは, 相手にあった提案ができるかです。そのために, 自身の強み・弱みを把握して知識を増やす, 情報のインプット・更新を繰り返し, 会話・サポートアイデアの引き出しを充実させる。それから, 迷ったときに一緒に議論ができる仲間をもつことが大切です。難しさがあるからこそ, 魅力も多いです。

　「増量目標の選手が食事に向きあい, 適切に食べ, トレーニングに励んだ結果, 順調に骨格筋量が増えていく経過を身体組成変化から確認できた」

　「コンディション不良の悩みを打ち明けてくれた選手と, 1日の食事・補食スケジュールを振り返り, 対策を打った結果, 不調が改善したという報告を受けた」

　このように一緒に考え取り組んだことが, 選手の目標達成に貢献できたと感じられたときはとても嬉しく思います。さらに, 業務で得た知見を学会などで実践報告する, スポーツに取り組む子どもたちやその保護者, 指導者の方に食育活動を通じて食の大切さをお伝えできることも, この仕事に携わっているからこその魅力です。

　私の仕事であるスポーツ栄養士は,「食」という, すべての人々にかかわるテーマにおいて, 選手や現場スタッフのみならず, 学会や食育活動を通じて多くの方に出会い, 学びます。そして, 活動を通じて人に貢献することのできる魅力ある専門職です。管理栄養士・栄養士をめざす皆さんには, ぜひさまざまな領域に関心をもち, 学会や講習会に参加して情報に触れ, 多様な価値観や年代の方との会話を楽しむことを実践していただきたいと願っています

日本ハム株式会社中央研究所　八巻法子（やまきのりこ）

目標摂取量の設定

この章を学ぶ前に・・・・・・・・・・・・・・・・・・・・・・・・・・・・・・・・

・日本人の食事摂取基準に示されている推定エネルギー必要量の計算ができる

・たんぱく質の推定平均必要量の策定根拠を理解している

・ビタミンやミネラルのはたらきと欠乏症について説明できる

この章を学び終わると・・・・・・・・・・・・・・・・・・・・・・・・・・・・・・

・選手のエネルギー目標摂取量を設定できる

・選手にとって，目標摂取量が多くなる栄養素について説明できる

・トレーニングに伴うエネルギーや各栄養素の代謝の変化について説明できる

1. 目標摂取量設定のポイント

　栄養ケアや食事計画において，「日本人の食事摂取基準」が多く活用されている。日本人の食事摂取基準は，「健康な個人及び集団を対象として，国民の健康の保持・増進，生活習慣病の予防のために参照するエネルギー及び栄養素の摂取量の基準を示すもの」である。2020年版からは，「栄養に関連した身体・代謝機能の低下の回避の観点から，健康の保持・増進，生活習慣病の発症予防及び重症化予防に加え，高齢者の低栄養予防やフレイル予防も視野に入れて策定」されている[28]。示されている数値は，摂取不足の回避を目的とする推定平均必要量，推奨量，目安量，過剰摂取による健康障害を回避する耐容上限量，生活習慣病の発症予防を目的とした目標量である。健康の維持・増進を目的として，スポーツをしている対象にはスポーツにより増加した身体活動量を考慮すれば，これらの数値を適用できる。国際スポーツ栄養学会の提言[29]でも，週に3回，1回に30〜40分程度のフィットネスプログラムなどを行う人ではスポーツによるエネルギー要求量は大きくないので，一般的な食事の指針に従うことで十分であるとしている。

　現在，国内においては選手向けの「食事摂取基準」としてまとめられたものはない。しかし，日本人の食事摂取基準の各栄養素の策定根拠は，身体活動量がかなり多い選手においても参考になる。また，耐容上限量は，これ以上摂取すると健康障害を起こす可能性のある数値であり，選手であっても守るべきである。一方で，パフォーマンス向上，トレーニング効果の最大化，試合におけるパフォーマンス発揮などは日本人の食事摂取基準では考慮されていない。そのため，選手における目標摂取量を検討するには，海外で公表されているいくつかの資料が参考になる。

① 国際オリンピック委員会の提言

　国際オリンピック委員会の医事委員会による会議の報告として提案されている。スポーツ栄養（1991，2003，2010）のほか，女性選手の三主徴（2005年），絶食（2009），相対的エネルギー不足（2014，2018），身体組成（2012），若年選手（2014），サプリメント（2017）に関する提言がまとめられている。スポーツ栄養（2010）では，エネルギー，たんぱく質，炭水化物などの栄養素別のほか，持久的，パワー系などのスポーツ種目別にも検討されている。

② アメリカ栄養アカデミー，カナダ栄養士会，アメリカスポーツ医学会の共同声明

　3団体の合同声明として，2009年と2011年に，選手のパフォーマンス向上のための栄養摂取について提案された。栄養とスポーツの専門団体が共同して作成したものであり，本書では「栄養とパフォーマンスに関する共同声明」として多く引用されている。

③ 国際スポーツ栄養学会の提言

　国際スポーツ栄養学会が，提言として発表しているものである。現時点では，たんぱく質と運動（2007，2017），栄養摂取のタイミング（2008，2017），エネルギードリンク（2013，2023），カフェイン（2010，2021），食事の頻度（2011），β-ヒドロキシ-β-メチル酪酸（2015），β-アラニン（2015），食事と身体組成（2017），クレアチン（2007，2017），研究と推奨（2018），プロバイオティクス（2019），ウルトラマラソン（2019），重炭酸ナトリウム（2021），戦闘的パフォーマンス（2022），女子選手（2023），エネルギードリンクとエネルギーショット（2023）の16テーマがある。

④ 競技別の栄養指針

　ワールドアスレティックス（旧国際陸上競技連盟，2019年名称変更）による栄養に関する指針（2019）は，全体的な提案のほかに，競技・栄養素・状況など別の16トピックがある。2007年版は，日本陸上競技連盟のホームページに日本語訳がある。

　国際サッカー連盟からは「フットボールのための栄養」（2010）の解説資料，欧州サッカー連盟からは提言（2021）が示されている。

2．エネルギー

　本節では，エネルギー代謝の基礎とエネルギー消費量の各成分が選手でどのように変わるかを解説する。そして，それらを踏まえて選手のエネルギーの目標摂取量の設定方法について示す。

2.1 スポーツとエネルギー供給

(1) エネルギー供給系

　ヒトは食物からエネルギー源になる炭水化物，脂肪，たんぱく質を摂取している。そして，その一部を脂肪として皮下や骨格筋間・骨格筋内，腹腔，血液中などに，糖として肝臓や筋肉中のグリコーゲン，血液中の血糖として蓄えている。これらを利用してATP（アデノシン三リン酸）を産生し，それをADP（アデノシン二リン酸）に変換する際にエネルギーを発生させる。これらのエネルギーは，各組織・臓器における生命活動や体温維持，姿勢保持や各種動作など，日々の生活で利用されている。

　エネルギーを発生させた後，ADPはほかの反応からエネルギーを受け取りATPに再合成されるが，その反応には次の3種類がある（図2-1）。

1) 有酸素系

　グルコースまたはグリコーゲンからグルコース-6-リン酸，ピルビン酸を介して生成されたピルビン酸はすべてミトコンドリアに取り込まれて，酸素供給下でTCA回路と電子伝達系で酸化する際にエネルギーを産生する。また，脂肪酸もミトコンドリアに取り込まれて酸化し，エネルギーを産生する。多くのエネルギーを産生できるが，エネルギーの産生速度は遅い。

2) 無酸素系

　① 乳酸系　　グルコースまたはグリコーゲンからつくられたグルコース-6-リン酸が無酸素的に解糖されピルビン酸を生成するときにエネルギーを産生する。エネルギーを供給する速度を速くする必要が生じた際には，解糖により糖からのエネルギーを多く得ることができる。産生されたピルビン酸をミトコンドリアに取り込む

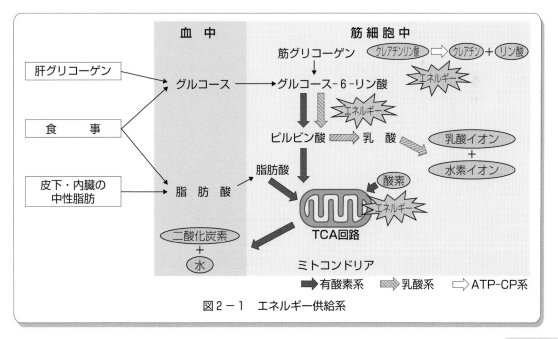

図2-1　エネルギー供給系

速度には限界があるため，ミトコンドリアで酸化しきれないピルビン酸は一時的に乳酸に変換される。無酸素運動で骨格筋内に生じた乳酸は，肝臓に送られた後に糖新生の材料として利用される。

② ATP-CP系（非乳酸性エネルギー）　乳酸系によってもATPの再合成が間にあわない場合には，筋細胞に貯蔵されているクレアチンリン酸がクレアチンとリン酸に分解されるときに生じる化学エネルギーによりATPを再合成する。ATP-CP系は瞬発的に大きな力を出すような運動時の主要なエネルギー源であるが，リン酸の貯蔵量は少なく，リン酸の減少やリン酸の分解によって生じる無機リン酸の増加が疲労の原因となる。

3) 運動時のエネルギー供給

図2-2は，横軸が疲労困憊に至る時間，縦軸がエネルギー供給に占める有酸素系と無酸素系の占める割合を示している[30]。運動の強度が高いほど，疲労困憊に至る時間は短いため，横軸は運動強度を示しているといえる。たとえば，陸上100 m競技の場合，運動時間は約10秒なので，ほぼ無酸素系のエネルギー供給であるといえる。

持久系の種目では，トレーニングにより骨格筋内のミトコンドリアが発達している。そのため，一般の人より高い運動強度においても十分なATPの再合成を有酸素的に行うことができる。一方，短距離選手など瞬発的な競技の選手では，ATP-CP系や乳酸系のエネルギー産生のはたらきが高まっている。また，球技系の種目では競技時間は長いが，競技中に瞬発的な力を出す必要があり，有酸素系と無酸素系の両方のエネルギー系を使用することになる。

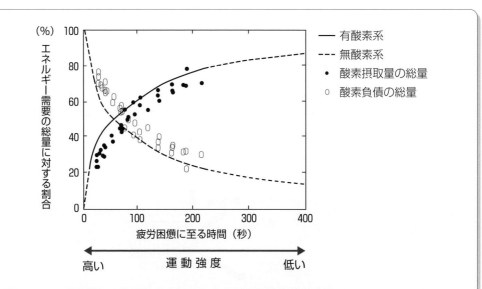

図2-2　疲労困憊に至る時間別の運動における有酸素系と無酸素系エネルギーの割合
出典）Medbø JI, et al., 1989.〔文献30)〕を著者訳，加筆

曲線は，酸素摂取量と酸素負債の蓄積の関係から得られた有酸素系と無酸素系のエネルギー供給の割合を示す。

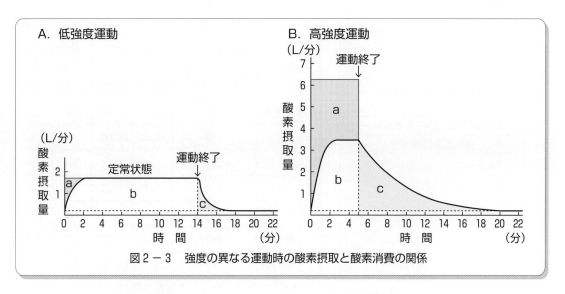

図2-3　強度の異なる運動時の酸素摂取と酸素消費の関係

（2）酸素摂取量

　運動中は運動により増大したエネルギー需要を満たすために，酸素需要も増大する。低強度の運動でも，運動開始初期は，身体が必要とする酸素を十分に取り入れることができない（図2-3Aのa）。しかし，継続して運動をすると酸素摂取量と酸素需要が一致した定常状態になる（図2-3Aのb）。運動終了後には，酸素摂取量は徐々に運動開始前に戻るが，このときの安静時に必要な酸素より多い分（図2-3Aのc）は運動初期の酸素摂取の不足分（図2-3Aのa）を補うために使われる。一方，高強度の運動時には，酸素需要に酸素摂取は追いつかず，酸素摂取が不足したまま運動を続けることになる（図2-3Bのb）。そのため，高強度の運動時には，運動後に運動初期に使用したATPの補充や酸素摂取の不足分（図2-3Bのa）の回復のために，時間をかけて酸素摂取量は安静時のレベルに回復していく（酸素負債）（図2-3Bのc）。

　エネルギー消費量は，直接的には身体の熱産生量として物理的に捉えることで測定する。しかし，現在は精度が高い方法として使用されている間接法とよばれる方法で，酸素消費量，二酸化炭素産生量（排出量）を測定することでエネルギー消費量を測定している。運動時のエネルギー消費量の測定においては，低強度運動では，前述の定常状態にある時点（図2-3Aのb）での酸素消費量，二酸化炭素産生量を測定するが，高強度運動の場合には，運動後の酸素負債（図2-3Bのc）を含めて酸素消費量や二酸化炭素産生量を評価する必要がある。

2．2　エネルギー消費量

（1）エネルギー消費量の構成

　選手における1日の総エネルギー消費量を考えると，基礎代謝量，食事誘発性熱産生，日常生活のためのエネルギー消費，練習に使うエネルギー消費，練習後のエネルギー消費，その他のエネルギー消費に分けることができるであろう（図2-4）。それ

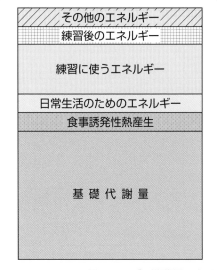

図2-4　1日の総エネルギー消費量の内訳

表2-1　基礎状態における各臓器のエネルギー消費量

組　織	重量あたりの基礎代謝量 (kcal/kg/日)	重　量* (kg)		基礎代謝量 (kcal/日)	
		男性	女性	男性	女性
骨格筋	13	28.00	17.00	368	221
脂　肪	5	15.00	19.00	68	95
肝　臓	200	1.80	1.40	361	280
脳	240	1.40	1.20	337	288
心　臓	440	0.33	0.24	146	106
腎　臓	440	0.31	0.275	137	121
その他	12	23.16	18.885	277	227

＊参照の男性（70 kg）と女性（58 kg）の例
出典）Elia, 1992.〔文献31)〕を著者訳

ぞれのエネルギー消費の定義や基本的な量は一般の人と同じであるが，以下では選手において，それぞれのエネルギー消費を考えるときに，どのようなちがいがあるかを解説する。

（2）基礎代謝量

　体温の保持，呼吸や循環などの各臓器の活動の維持，身体成分の合成・分解など生命を維持するために必要な最小限のエネルギー消費量を基礎代謝量とよんでいる。体格や身体組成に個人差の大きい選手では，基礎代謝量は実測することが望ましい。基礎代謝量を推定する場合には，多くは体重あたりの値（日本人の食事摂取基準における基礎代謝基準値）や性・年齢・身長・体重などを含む推定式を使用している。これらの推定方法は，体重中の成分の割合がだれでも一定であることを仮定している。基礎状態（空腹，安静，適温など）における各臓器の基礎代謝量は，表2-1に示すように，臓器1 kgあたりでは，心臓や腎臓で大きいが，体重に占める重量を考慮すると，脳，肝臓，骨格筋が占める割合が大きくなる[31]。脂肪は，1 kgあたりの基礎代謝量がほかの臓器に比べるととても小さく，全身の基礎代謝量への寄与は小さい。そのため，骨格筋量が多い選手では，基礎代謝量は選手以外と比べると大きくなる。

　体重別で選手を3分類した場合，二重エネルギーX線吸収（dual energy X-ray absorptiometry：DXA）法により骨格筋，骨，脂肪，残余成分の量を比較すると，体格でそれぞれの身体成分の量だけでなく比率も異なっている[32]（図2-5）。しかし，各成分の基礎代謝量（骨格筋13 kcal/kg，骨2.3 kcal/kg，脂肪4.5 kcal/kg，残余成分54 kcal/kg）から全身の基礎代謝量を推定すると，体格にかかわらず推定値は実測値によく一致する。そのため，身体組成を考慮すれば比較的よく基礎代謝量は推定できる可能性

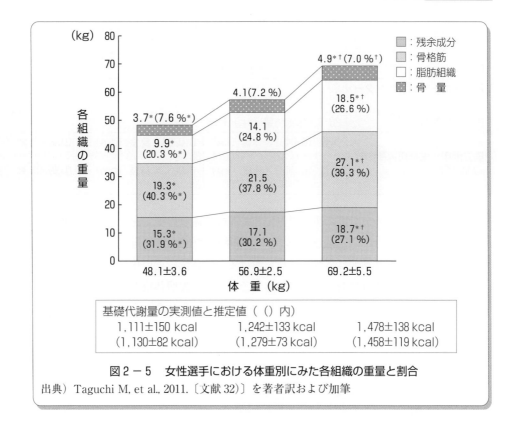

図2−5　女性選手における体重別にみた各組織の重量と割合
出典）Taguchi M, et al., 2011.〔文献32）〕を著者訳および加筆

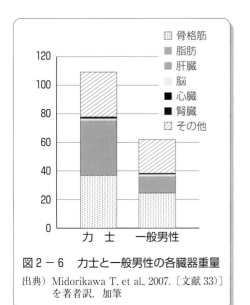

図2−6　力士と一般男性の各臓器重量
出典）Midorikawa T, et al., 2007.〔文献33）〕
　　　を著者訳，加筆

がある。

　さらに体格が異なる例として，磁気共鳴画像（MRI）を用いて力士と一般男性の骨格筋，脂肪，肝臓，脳，心臓，腎臓，その他の重量を比較した研究がある[33]。力士においては，一般男性と比べると，体重が重く，身体の各臓器も大きい。そのため実測した力士の1日の基礎代謝量は力士で2,286±350 kcalと一般男性の1,545±113 kcalに比べて非常に大きい。しかし，臓器あたりの基礎代謝量（骨格筋13 kcal/kg，脂肪4.5 kcal/kg，脳240 kcal/kg，肝臓200 kcal/kg，腎臓440 kcal/kg，心臓440 kcal/kg，その他12 kcal/kg）を考慮して推定すると，基礎代謝量の推定値（力士：2,322±264 kcal，一般男性：1,573±133 kcal）は，ともに実測値と比較的一致した。また，除脂肪量1 kgあたりの基礎代謝量は，力士で29.1 kcal/kg除脂肪量，一般男性で29.2 kcal/kg除脂肪量と近似した。そのため，体格が大きく異なる対象においても，除脂肪量あたりの基礎代謝量は比較的一定であると考えられる。

表2-2　除脂肪量を考慮した基礎代謝量の推定式

名　　称	推　定　式（kcal/日）
Cunningham（1980）[34]	22×除脂肪量（kg）＋500
日本スポーツ科学センター（2006）[35]	28.5×除脂肪量（kg）
田口ら（2011）[32]	26.9×除脂肪量（kg）＋36
国立健康・栄養研究所の式（2007）[36]	男性（0.0481×体重（kg）＋0.0234×身長（cm）－0.0138×年齢（歳）－0.4235）×1000/4.186 女性（0.0481×体重（kg）＋0.0234×身長（cm）－0.0138×年齢（歳）－0.9708）×1000/4.184

　体内の成分別の重量を測定して基礎代謝量の推定をすることは現場では困難であるが，少なくとも表2-2に示す除脂肪量を用いた推定式[32, 34-36]を使用するとよい。基礎代謝基準値は各性・年代における参照体位に近い体格において，もっともよく推定できるように設定されている。そのため，参照体位と体格が異なることの多い選手では，除脂肪量がわからない場合は少なくとも体重や身長を考慮した推定式（国立健康・栄養研究所の式）の使用が望ましい。

（3）食事誘発性熱産生

　食事誘発性熱産生は，食物の消化・吸収などに使用されるエネルギーとされている。具体的には，脳神経系の活動に関連する代謝，消化管における消化・吸収と同化による代謝，自律神経活動を介して生じる代謝の3つの段階が考えられている。通常の混合食では，食事誘発性熱産生は1日の総エネルギー消費量の約10％とされており[37]，総エネルギー消費量に対する割合は小さい。各栄養素の食事誘発性熱産生は，糖質で5〜10％，脂質で3〜5％，たんぱく質で20〜30％とされている[38]。そのため，エネルギー産生栄養素のエネルギー比が大きく異なる場合は，1日あたりの食事誘発性熱産生が変わる可能性がある。たんぱく質はほかの栄養素に比べて食事誘発性熱産生が高いが，これは消化の過程でエネルギーが多く必要なこと，肝臓での同化・たんぱく質の新生やアミノ酸の脱アミノ化，グルコースや中性脂肪への変換に伴うエネルギーを含んでいるためと考えられている。

（4）日常生活のためのエネルギー消費

　日常生活をおくるためのエネルギー消費量は絶対量とすれば，身体の大きさや骨格筋量などにより異なる。しかし，歩く，掃除や炊事などの日常生活における身体活動強度（メッツなど）は，一般の人でも選手でも同程度の値となる。選手における日常生活によるエネルギー消費量は，各活動時間に依存して変化する。表2-3には，基本的な日常生活活動の身体活動強度を安静時代謝の倍率であるメッツで示した[39]。メッツからエネルギー消費量（kcal）は，メッツ×時間（時）×体重（kg）×1.05により，およその量を推定できる。

表2-3　日常生活の身体活動強度の例

日常生活における動作	身体活動強度 （メッツ）
横になってテレビを見る	1.0
座って静かに作業する	1.3
立位での軽い作業	1.8
入　浴	1.5
ゆっくり掃き掃除	2.3
食事の準備など	2.0
普通の速度での歩行	2.5
早歩き	4.0
通勤・通学などでの自転車移動	4.0

出典）Ainsworth BE, et al. 2011.〔文献39)〕より著者作成

表2-4　トレーニングの身体活動強度

トレーニングにおける動作		身体活動強度 （メッツ）
自転車に乗る	22.5～25.6 km/時，レース，レジャー，速い，きつい労力	10.0
なわとび	全般	12.3
ストレッチ	ゆったり	2.3
ランニング	8.0 km/時，134.1 m/分	8.3
バスケットボール	試合	8.0
ラグビー	ユニオン，チーム練習，試合	8.3
サッカー	試合	10.0
テニス	シングルス	8.0
バレーボール	試合（体育館）	6.0
水　泳	クロール，速い，68.6 m/分未満，きつい労力	10.0
スキー	全般	7.0
スケート	スピードスケート，競技	13.3

出典）Ainsworth BE, et al. 2011.〔文献39)〕より著者作成

（5）練習のためのエネルギー消費

　ダグラスバッグを背負ってそれぞれのトレーニングを実施したり，小型の呼気ガス分析機を使用すれば，練習中のエネルギー消費量を測定できる。また，あらかじめ各選手の心拍数と酸素消費量の関係を研究室内で測定しておけば，小型の心拍数計を装着することで，練習中のエネルギー消費を推定できる。高精度の加速度計を使用すれば，歩行や走行が主の種目であれば，比較的よくエネルギー消費量を推定できる。しかし，実践の現場では，各トレーニングの身体活動強度から実施時間や体重を考慮して推定することが多いだろう。一般の人では，スポーツなどの活動によるエネルギー消費量が1日に占める割合は小さいが，選手においては練習量に応じて増減する。表2-4には，いくつかのトレーニングの身体活動強度を，安静時代謝の倍率であるメッツ[39]で示した。

（6）練習後のエネルギー消費

　運動後にみられる代謝亢進はメカニズムなど十分にわかっていないが，運動直後には，無酸素性の代謝産物の除去や体温の上昇，中性脂肪の循環，さらに運動後の数時間以上にわたって交感神経活動によるエネルギー消費量の増加がみられる[40]。運動後の代謝亢進は，高強度の運動の場合，最大48時間程度続くと考えられている。1回の運動における代謝亢進の合計は，運動中におけるエネルギー消費量の3～15％，あるいは安静時代謝量の5～10％程度という結果が多い[41,42]。そのため，高強度の練習を行っている選手においては，一般対象よりも大きい可能性がある。

（7）その他のエネルギー消費

　その他のエネルギー消費として，年代により加味することが必要なエネルギー消費がある。これらのエネルギー消費には，発育・発達に使用するエネルギーや妊娠・授乳によるものが含まれる。発育・発達そのものに使用するエネルギーは，選手であるかどうかによって変化する可能性は小さい。しかし，トレーニングにより骨格筋を増量するためのエネルギー消費量は選手で大きくなる。

2.3　エネルギーの目標摂取量

　日本人の食事摂取基準[28]では，適正なBMI（body mass index；体格指数）の維持を長期的なエネルギーバランスの指標，体重変化を短期的なエネルギーバランスの指標としている。しかし，選手においては，種目により適正なBMIが異なること，さらにトレーニングにより骨格筋，脂肪，グリコーゲンなどの量を変化させているので，BMIや体重の変化をエネルギーバランスの指標とすることは難しい。そのため研究的には，身体組成の変化からエネルギーバランスを以下のように評価している[42]。

$$エネルギーバランス（kcal/日）=1.0×（除脂肪の変化量（kg)/観察期間（日))$$
$$+9.5×（脂肪の変化量（kg)/観察期間（日))$$

表 2 - 5　二重標識水法を使用した研究における選手の身体活動レベル

	身体活動レベル	含まれる競技
日本人の食事摂取基準（2020年版）による身体活動レベル	1.50（1.40〜1.60）	中程度の強度（3.0〜5.9メッツ）の身体活動が1.65時/日
	1.75（1.60〜1.90）	中程度の強度（3.0〜5.9メッツ）の身体活動が2.06時/日，騎手（プロ選手）
	2.00（1.90〜2.20）	中程度の強度（3.0〜5.9メッツ）の身体活動が2.53時/日，陸上長距離，サッカー（プロ選手のシーズン中），体操（4時間のトレーニング），スピードスケート（オフシーズンの軽いトレーニング，プレシーズン），アーティスティックスイミング（通常トレーニング），水泳（トレーニング期），柔道（減量後回復期），ラグビー（プロ選手）
さまざまな実測値に基づいた各競技の身体活動レベル	2.35（2.20〜2.50）	陸上クロスカントリー（1日65マイル（約105 km）のランニング＋週2回45分のレジスタンストレーニング），陸上長距離（高所トレーニング中），柔道（減量期），陸上中長距離（体育大学生通常練習期），水泳（体育大学生通常練習期），ラクロス（体育大学生通常練習期），陸上短距離（通常練習期）
	2.75（2.50〜3.00）	ボート（練習量の多い時期），野球（高校生通常練習期），新体操（通常練習期），レスリング（冬季練習期），卓球（試合期），陸上長距離（通常練習期），セーリング（合宿期），ラグビー（プロ選手試合期），ボート
	3.25（3.00〜3.50）	クロスカントリースキー（トレーニングキャンプ中，女性），水泳（合宿中），オープンウォーター（シーズン中通常練習期）
	3.75（3.50〜4.00）	ウルトラマラソン（レース中）
	4.25（4.00〜4.50）	クロスカントリースキー（トレーニングキャンプ中，男性）
	4.50（4.50〜）	ツールドフランス（レース中）

　大きく身体組成を変化させるようなトレーニングを行っていない体重変動が少ない期間においては，現在のエネルギー摂取量とエネルギー消費量において概ねバランスがとれていると推測することもひとつの方法である。それをもとに，その後の練習内容の変化からエネルギー消費量の変化を推定することも可能である。あるいは，疲れが抜けない，試合や練習の途中で急にパフォーマンスが低下する，練習量を増やしても効果がでない，体重のコントロールがうまくできないなどの自覚症状もエネルギーの過不足の判断には重要である。

　日本人の食事摂取基準における推定エネルギー必要量の考え方[28]に準じると，基礎代謝量に身体活動レベルを乗じた値が推定エネルギー必要量と考えられる。日本人の食事摂取基準では，平均的な生活をしている日本人のデータから身体活動レベルを示している。表2-5には選手における身体活動レベルの参考として二重標識水法を用いて総エネルギー消費量を測定した研究をもとに，さまざまな競技における身体活動レベルを示した。

2．4　エネルギー摂取不足の影響

（1）負のエネルギーバランスの影響

　総エネルギー消費量が非常に大きくなりやすい競技，あるいは身体の脂肪量を少なくすることが求められる競技においては，日常的にエネルギー摂取量がエネルギー消費量に比べて，非常に少ない状態が続くことがある。エネルギー有効性は，1日の総エネルギー摂取量から練習により増加したエネルギー消費量を差し引き，除脂肪量で除した値として計算される。エネルギー有効性は，基本的な生理機能のために使用できるエネルギー量を示しており，正常な生理機能や健康を維持するためには45 kcal/kg除脂肪量/日以上のエネルギー摂取が必要であるとされている[43,44]。特に30 kcal/kg除脂肪量/日を下回る状態を低エネルギー有効性として，無月経や骨粗鬆症などを引き起こす原因となるとされている。2014年には国際オリンピック委員会による合同声明において，低エネルギー有効性が長く続く状態として選手における相対的エネルギー不足という概念が提示された。そして，この状態では，男女を問わずさまざまな健康状態やパフォーマンスを阻害することが示された[44]（表2-6）。

　選手におけるエネルギー摂取量不足の影響は新しく指摘されたものではない。1992年にはアメリカスポーツ医学会が摂食障

表2-6　低エネルギー有効性の影響

健康への影響	パフォーマンスへの影響
・性機能の低下	・持久力の低下
・骨の健康状態の低下	・筋力の低下
・内分泌の低下	・グリコーゲン貯蔵量の減少
・代謝の低下	・けがのリスクの増加
・血液所見の悪化	・トレーニング効果の低下
・発育・発達の遅延	・判断力の低下
・心理的悪影響	・巧緻性の低下
・心血管機能の低下	・集中力の低下
・胃腸系機能の低下	・過敏性
・免疫能の低下	・抑うつ症

出典）Mountjoy M, et al., 2014.〔文献44）〕より著者訳，作成

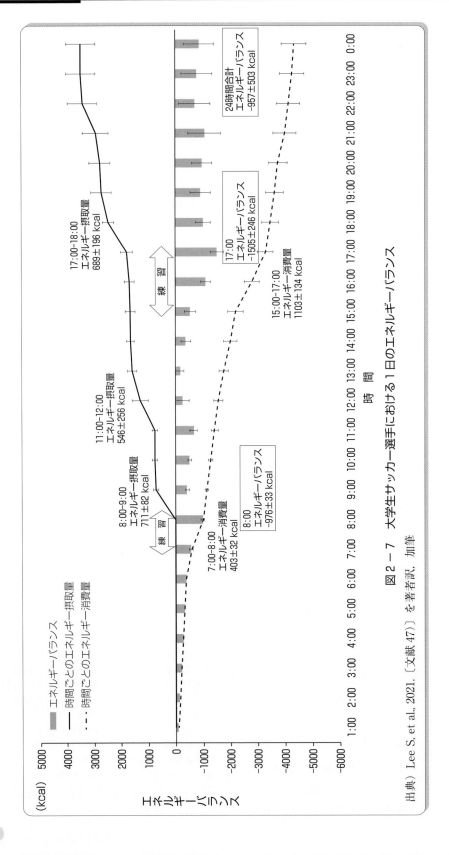

図 2 － 7　大学生サッカー選手における 1 日のエネルギーバランス

出典）Lee S., et al., 2021.〔文献 47〕を著者訳，加筆

害，無月経，骨粗鬆症の３つを女性選手に共通する健康問題として女性アスリートの三主徴として警鐘を鳴らした[45]。その後，2007年の公式見解[43]では，摂食障害の有無にかかわらず，エネルギー摂取量不足によりエネルギー有効性が低い（生存のために使用できるエネルギーが少ない）ことが問題であることを示している。

選手におけるエネルギー摂取量不足の悪影響についてはかなり明確であるが，エネルギー有効性の評価には課題が多い。総エネルギー摂取量の評価には，どのような方法を用いても測定誤差が含まれる。また，実践的な現場において練習によるエネルギー消費量を正確に評価することも難しい。さらに，正常な生理機能を阻害するとされる数値は，欧米の一般女性を対象に短期的にエネルギー摂取量を制限した研究[46]により得られた値であり，日本人において適用が可能かは不明である。

（２）１日を通じてのエネルギーバランス

エネルギー有効性の低下は，ある程度の期間を通じた慢性的な負のエネルギーバランスの影響をみている。一方で，近年，１日におけるエネルギーバランスの変動についても検討が進んでいる。

図２-７は大学生サッカー選手の１日のエネルギー摂取量とエネルギー消費量の累積と１時間ごとのエネルギーバランスを示している[47]。時間ごとのエネルギーバランスで負の時間の長いことは，骨格筋のグリコーゲンの低下や脳のグルコース利用を低下させる可能性がある。また，エネルギーバランスが300 kcal以上負の状態である時間が長いことが，基礎代謝量の抑制に通じるとする研究もある[48]。そのため，練習の時間に応じたエネルギー補給計画を立てることが，１日におけるエネルギーバランスが大きく負になる時間を減らすために必要であると考えられる。図２-７の場合では，朝食前の練習時，午後の練習前後のエネルギー補給に留意が必要と考えられる。

３．たんぱく質

特に準備期において，選手は一般の人よりも多くたんぱく質を摂取する必要がある。この点を理解するために，本節の前半では，体力を向上させるトレーニングにより身体にどのような量的・機能的な変化が起こるのか，後半部では，選手は１食や１日に何gのたんぱく質を摂取する必要があるか，そのほかの考慮すべき点について紹介する。

３．１　体力トレーニングの効果
（１）体力トレーニング

体力トレーニングには，主に持久力の向上を目的として，低～中強度の運動を長時間行う有酸素トレーニングがある。たとえば，ウォーキング，ジョギング，サイクリング，エアロビクス，水泳などがこれにあたる。これに対して，筋肥大によって筋力を高めようとする場合には，ダンベルやバーベルなどの重り（抵抗）を用いるレジスタンストレーニング，いわゆる筋力トレーニングが行われる場合が多い。

（2）運動強度と運動に動員される筋線維の種類

　　筋力を高めることを目的とする場合，なぜ有酸素トレーニングではなく，レジスタンストレーニングが行われるのだろうか。

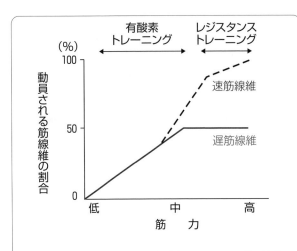

高い筋力を必要としない有酸素トレーニングでは主に遅筋線維が，高い筋力を必要とするレジスタンストレーニングではすべての筋線維が動員される。

図2-8　筋線維の動員パターン

出典）勝田茂ほか，2015.〔文献49)〕を改変

有酸素トレーニングにより，血漿と赤血球が増加する。

血漿　2.8 L　　3.3 L

赤血球　2.2 L　　2.4 L

<トレーニング前> <トレーニング後>

| 血　液　量： | 5.0 L | 5.7 L |
| ヘマトクリット： | 44 % | 42 % |

図2-9　有酸素トレーニングによる血液の量と組成の変化

出典）W. Larry Kenney, et al., 2011.〔文献50)〕を著者訳，作成

　骨格筋には速筋線維と遅筋線維という2種類の筋線維が混在する。速筋線維は収縮速度は速いが疲れやすい，遅筋線維は収縮速度は遅いが疲れにくい，という特徴をもつ。また，速筋線維には，遅筋線維に比べて肥大しやすいという特徴もある。

　図2-8に示したように，運動を行うために必要な筋力がその人にとって相対的に低いときは収縮に遅筋線維だけが動員されており，その数も少ない。筋力が高まっていくと，次第に動員される遅筋線維の数は増加し，中程度あたりからは速筋線維も動員されるようになる[49]。

　このように，肥大しやすい速筋線維を含めたすべての筋線維を収縮に動員するためには，高強度の運動を行う必要がある。そのため，筋肥大によって筋力を高めるために，高負荷のレジスタンストレーニングが取り入れられている。

（3）有酸素トレーニングの効果

　有酸素系のATP産生のために，1分間に生体が取り込み消費する酸素の量を，酸素摂取量という。運動時には，活動筋のエネルギー代謝が亢進し，筋が要求する酸素量が増加するため，安静時に比べて酸素摂取量は多くなる。酸素摂取量の最大値を最大酸素摂取量という。多くの人はこのレベルよりも高い強度で運動を続けることができない。そのため，最大酸素摂取量はその人が継続できる運動強度の最大値，すなわち全身持久力を表す指標として広く用いられている。

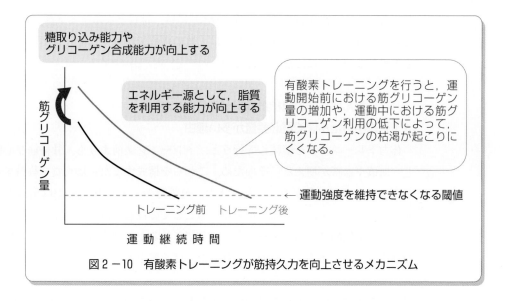

図2-10　有酸素トレーニングが筋持久力を向上させるメカニズム

有酸素トレーニングを続けると，最大酸素摂取量が増加する[50]。この原因のひとつは，心臓の1回拍出量の増加にある（1回拍出量が増加するため，持久系選手の安静時の心拍数は一般の人よりも低い場合が多い）。また，有酸素トレーニングを行うと，血液量の増加（図2-9）や筋線維を取り囲む毛細血管の数の増加も生じ，トレーニング前に比べて，より多くの血液（酸素や栄養素）が骨格筋に届けられるようになる。

有酸素トレーニングは，活動した骨格筋にも，筋持久力の向上という効果をもたらす。筋持久力が向上する原因のひとつは，筋内のミトコンドリアが増加することにある[51]。ミトコンドリアが増加すると，エネルギー源として（グリコーゲンではなく）脂質を用いて，有酸素的にATPを再合成する能力が高くなる[52]。また，有酸素トレーニングを続けると，筋が血液からグルコースを取り込む能力や，グリコーゲンを合成する能力も高まり，運動開始前の筋グリコーゲン量が増加する[53]。これらの変化によって，筋疲労の要因となる筋グリコーゲンの枯渇が起こりにくくなり，筋持久力が向上する（図2-10）。

（4）レジスタンストレーニングの効果

レジスタンストレーニングを1か月以上続けると，骨格筋が肥大し，筋力が高まる。骨格筋は筋線維が束になったものであるため，筋肥大の原因としては，筋線維の数と太さ（断面積）のどちらか一方，または両方が増加することが考えられる。しかし，筋線維の数は，レジスタンストレーニングによってほとんど増加しない（増加したとしても数%である）。そのため，1本1本の筋線維が太くなることが，骨格筋全体が肥大する主な原因となる。

筋線維の大部分は，ミオシンやアクチンといった収縮たんぱく質を含む筋原線維で形づくられている。筋線維が肥大するには，これらのたんぱく質を大量につくらなけ

ればならない。たんぱく質の合成（翻訳）には，材料となるアミノ酸に加えてATPが必要となる。そのため，選手はたんぱく質の摂取量だけでなく，エネルギーの摂取量も不足しないように注意してほしい。

３．２　たんぱく質の目標摂取量（１日あたり）

（１）選手のたんぱく質必要量が多い理由

　体力トレーニングを継続して行うと，トレーニング前よりも，骨格筋や心臓が肥大し，血液や血管が増える。そのため，これらを構成するたんぱく質を維持するために必要なアミノ酸の量が多くなる。また，運動時のエネルギー源は90 ％以上が糖質と脂質であり，たんぱく質にエネルギー源としての役割はほとんどないが，運動量が増えると，必然的にエネルギー源として利用されるたんぱく質の量も増える。このような理由により，選手は一般の人よりもたんぱく質を多く摂取する必要がある。

（２）選手は１日にどれくらいの量のたんぱく質を摂取する必要があるか

　図２-11は，トレーニングの習慣がない一般男性と，週に４日はレジスタンスト

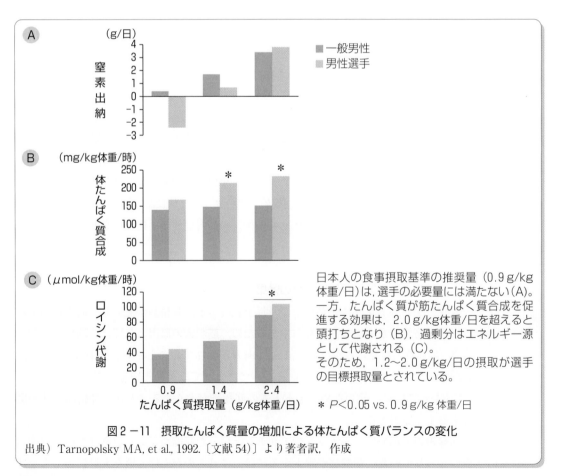

日本人の食事摂取基準の推奨量（0.9 g/kg体重/日）は，選手の必要量には満たない（A）。一方，たんぱく質が筋たんぱく質合成を促進する効果は，2.0 g/kg体重/日を超えると頭打ちとなり（B），過剰分はエネルギー源として代謝される（C）。
そのため，1.2～2.0 g/kg/日の摂取が選手の目標摂取量とされている。

＊ $P<0.05$ vs. 0.9 g/kg 体重/日

図２－11　摂取たんぱく質量の増加による体たんぱく質バランスの変化

出典）Tarnopolsky MA, et al., 1992.〔文献 54〕）より著者訳，作成

レーニングを行っている男性選手に，1日あたり0.9, 1.4, 2.4 g/kg体重のたんぱく質を摂取させ，体たんぱく質の合成と分解のバランスを比較したものである[54]。日本人の食事摂取基準[28]の推奨量にあたる0.9 g/kg体重/日の窒素出納（図2-11A）をみると，一般男性の値はプラスであるが，選手の値はマイナスとなっており，推奨量では選手の必要量を満たしていないことがわかる。1.4 g/kg体重/日では，選手の窒素出納はプラスになり，体たんぱく質合成も高まる（図2-11B）。このように，競技の種類を問わず，選手は1日に1.2〜2.0 g/kg体重のたんぱく質を摂取することが推奨されている[55-57]。注目すべきは，2.4 g/kg体重/日のように，過剰にたんぱく質を摂取すればするほど，体たんぱく質合成が高まるわけではないことである。過剰に摂取したたんぱく質は，吸収されたアミノ酸の多くがエネルギー源として利用された後（図2-11C），肝臓で尿素に代謝され，腎臓から尿中に排泄されることになる。

（3）たんぱく質の摂取量が多いことは健康リスクとなるか

1.2〜2.0 g/kg体重/日という量は，高たんぱく質食に分類される。高たんぱく質食の摂取は，腎臓の輸入細動脈を拡張させ，糸球体内圧を高めることにより，糸球体濾過量をわずかに増加させる[58]。これによって，腎臓に負担がかかる可能性がある。また，慢性腎臓病に対する食事療法においては，ステージ1・2（腎機能の低下が小さい）では，高たんぱく質食を摂取しないことが，ステージ3b〜5（腎機能の低下が大きい）では，低たんぱく質食（0.6〜0.8 g/kg体重/日）を摂取することが推奨されている[59]。これらの情報から，高たんぱく質食の摂取を数年〜数十年も続けると，腎機能が少しずつ低下していき，将来，慢性腎臓病になるリスクが高まるのでは，という懸念が生じるかもしれない。しかし，腎機能が正常な一般の人や選手において，高たんぱく質食の摂取が腎機能（糸球体濾過量）を低下させるという根拠は示されておらず，国際スポーツ栄養学会[57]も，健康リスクとなる根拠はないという立場をとっている。なお，日本人の食事摂取基準[28]においても，過剰摂取による健康障害の回避を目的とした耐容上限量が，たんぱく質には設定されていない。

このように，1.2〜2.0 g/kg体重/日のたんぱく質の摂取が健康な選手に有害な影響をもたらすことはない。これ以上の量の過剰摂取については，健康上のリスクとなることは示されていないが，体たんぱく質の合成を促進する効果は，おおよそ2.0 g/kg体重/日の摂取で頭打ちとなるため，特に行う必要はないと考えられる。

（4）1日あたりのたんぱく質摂取量の設定

表2-7に各競技の選手に必要とされる，1日あたりのたんぱく質の目標摂取量を示した[60-65]。これらの値は体重1 kgあたりの値であるため，実際の摂取量はこれに体重を乗じた値となる。注意すべきことは，この表の値はあくまでも提言や研究で示された目安ということである。前述のように，摂取量は競技を問わず，1.2〜2.0 g/kg体重/日の範囲内であれば，一般的に問題はない。また，トレーニングの強度が高いとき，トレー

表2-7　選手のたんぱく質の目標摂取量（1日あたり）

対　　象	たんぱく質の目標摂取量 （g/kg体重/日）
短距離走，ウエイトリフティング，投てき，ボディービルディング	1.6 ～ 1.7[60]
中距離走（800～3,000 m走），自転車トラック，ボート，カヌー，カヤック，水泳	1.5 ～ 1.7[61]
持久系競技	1.2 ～ 1.6[62]
ウルトラマラソン	1.6 ～ 2.1[63]
審美系競技，体重階級制競技	1.4 ～ 2.0[64]
冬季競技	1.4 ～ 1.7[65]

ニングの量が多いとき，トレーニングをはじめたばかりで身体の適応が大きいときには，必要量は多くなる（2.0 g/kg体重/日に近づく，またはこれをわずかに上回る）傾向にある。表2-7にない競技の摂取量については，競技特性とこれらの情報を踏まえて判断してほしい。

　では，男性の長距離陸上選手（体重は60 kg）を例に，1日あたりの目標摂取量を設定してみよう。表2-7によると，持久系競技の目標摂取量は1.2～1.6 g/kg体重/日となっている。そのため，体重が60 kgであるこの選手の摂取量は，72～96 g/日が目標値となる。日本人の食事摂取基準[28]では，エネルギー産生栄養素バランスにおいて，たんぱく質は13～20 %エネルギーとなっている。この場合，たんぱく質の摂取量は，エネルギー摂取量が2,500 kcal/日の場合でさえも，81～125 g/日となる。このように，栄養バランスのとれた食事をすれば，減量のためにエネルギー摂取量を制限する場合や，体重がかなり重い場合を除き，1日あたりのたんぱく質摂取量が不足することはほとんどないと思われる。

3．3　たんぱく質の目標摂取量（1食あたり）
（1）選手は1食にどれくらいの量のたんぱく質を摂取する必要があるか
　ここからは，1食あたりでは何gの摂取が必要かについてみていく。図2-12の矢印が示すように，体重1 kgあたりの必要量としては，0.3 g/kg体重という数値が提唱されている[66]。前述の1日あたりの目標摂取量を計算した体重60 kgの男性陸上選手にあてはめると，1食あたりの量は18 gとなる。これを朝・昼・夕の3食で摂ると，54 gとなり，この量は1日の目標摂取量よりも18～42 g少ない。1食あたりの絶対量としては，図2-13に示す研究[67]などから，20～40 gの摂取が推奨されている[57]。そのため，1日の摂取量が72～96 gとなるように，朝・昼・夕食での摂取量を18～40 gの間で調整するか，補食（たとえば昼食と夕食の間や就寝前）で不足分を摂取するとよいであろう。

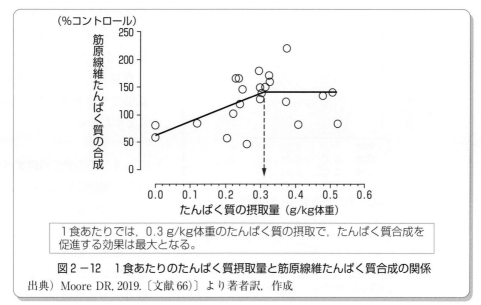

図2－12　1食あたりのたんぱく質摂取量と筋原線維たんぱく質合成の関係

出典）Moore DR, 2019.〔文献66）〕より著者訳，作成

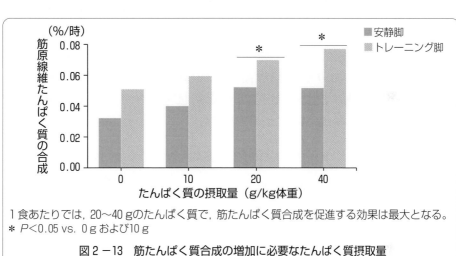

1食あたりでは，20～40 gのたんぱく質で，筋たんぱく質合成を促進する効果は最大となる。
＊ $P < 0.05$ vs. 0 gおよび10 g

図2－13　筋たんぱく質合成の増加に必要なたんぱく質摂取量

出典）Witard OC, et al., 2014.〔文献67）〕より著者訳，作成

（2）朝食のたんぱく質量に注意

　このように，1食のたんぱく質摂取量を0.3 g/kg体重（20～40 g）とすることが目標となるが，3食中でこの量に達していない可能性がもっとも高いのが朝食である。たとえば，国民健康・栄養調査（令和元年）[68]によると，朝食の欠食率は，15～19歳で13 %，20～29歳で23 %と，昼食や夕食の欠食率よりも高くなっている。これらから，日本人の若年男性に，レジスタンストレーニングを12週間行わせ，その期間の朝食のたんぱく質量を不足させた場合（0.1 g/kg体重）と充足させた場合（0.3 g/kg体重）の間で，トレーニング効果を比較した研究[69]の結果が図2-14である。朝食のたんぱく

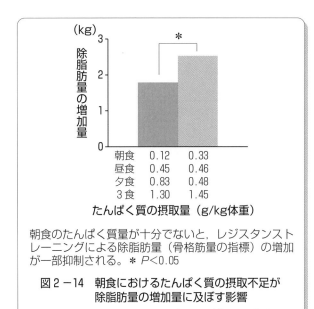

（kg）

朝食のたんぱく質量が十分でないと，レジスタンストレーニングによる除脂肪量（骨格筋量の指標）の増加が一部抑制される。＊ P<0.05

図2－14　朝食におけるたんぱく質の摂取不足が除脂肪量の増加量に及ぼす影響

出典）Yasuda J, et al., 2020.〔文献69〕〕より著者訳，作成

質量が不足している場合よりも充足している場合に，除脂肪量（骨格筋量の指標）が大きく増加しており，たんぱく質量として，0.3 g/kg体重以上を最低でも3食は摂取する必要があることがわかる。

3．4　その他に考慮すべき点
（1）植物性たんぱく質と動物性たんぱく質

　菜食主義者（ベジタリアン）とは，宗教，倫理，健康などの理由によって，動物性食品の一部，またはすべてを避ける食生活を行う人々のことである。一般に，動物性食品よりも植物性食品は，たんぱく質の含有量が少なく，ア

ミノ酸スコアも低い（表2-8）。また，たんぱく質の消化吸収率も，動物性食品（＞90％）よりも植物性食品（45～80％）が低い[70]。そのため，ベジタリアンの選手は，動物性食品を食べる選手に比べて，同じ量（かさ）を食べた場合，消化吸収されるアミノ酸の量が少なくなる可能性がある。このような選手に対しては，1食および1日

表2-8　動物性食品と植物性食品のたんぱく質量とアミノ酸スコア

	食　品　名	たんぱく質量 (g/可食部100 g)	アミノ酸スコア
動物性	鶏卵（全卵）	11.3	100
	牛乳	3.0	100
	魚肉（きはだまぐろ）	20.6	100
	牛肉（もも）	16.2	100
	豚肉（もも）	18.0	100
	鶏肉（もも皮なし）	16.3	100
植物性	豆乳	3.4	100
	木綿豆腐	6.7	100
	カシューナッツ	19.3	100
	アーモンド	18.7	78
	ごはん（精白米）	5.3	93
	小麦粉（強力）	11.0	49
	食パン	7.4	51
	トウモロコシ（コーンフレーク）	6.8	22

赤太字は第一制限アミノ酸（リシン）のアミノ酸スコアを表している。

あたりのたんぱく質摂取量を目標摂取量よりも多くする，可食部100gあたりのたんぱく質量が多い植物性食品を選ぶ，消化吸収のよい調理方法にするなどの対応が必要だろう。

（2）エネルギー不足の影響

　選手は，高強度・長時間の練習を行うため，エネルギー消費量が多く，エネルギー不足になりやすい。特に，審美系，階級制，持久系の競技の選手や，減量中の選手はこの傾向が高い。グリコーゲンなどの糖質の体内貯蔵量は少ないため，エネルギー不足の状態が続くと，糖質の代わりに，骨格筋たんぱく質の分解により生じるアミノ酸を用いて，エネルギーが産生されるようになると考えられる。これは骨格筋量の減少につながるため，選手にとっては大きな問題となり得る。

　国際スポーツ栄養学会[57]は，30〜40％のエネルギー摂取量の制限をしながら，レジスタンストレーニングを行う場合，1.6〜2.4g/kg体重/日のたんぱく質の摂取が，除脂肪量の維持や体脂肪量の減少に効果的であると述べている。この数値は表2-7に示したものよりも高いため，エネルギー不足の状態では，エネルギーが充足している場合よりも，多くのたんぱく質を摂取する方が安心であろう。

　1.6〜2.4g/kg体重/日という数字は，図2-15の研究[71]をもとにしたものと考えられるが，図をみてわかるように，たんぱく質の摂取量（g/kg体重/日）では，1.6と2.4の間で変化量に差はない。このようにエネルギー不足の状態では，2.0g/kg体重/日以上の摂取が必要という根拠はないため，この点は注意してほしい。なお，0.8g/kg体重/日の摂取では，除脂肪量が大きく減少している。繰り返しになるが，選手のたんぱく質摂取量は，一般の人の推奨量（0.9g/kg体重/日）よりも絶対に多くすべきである。

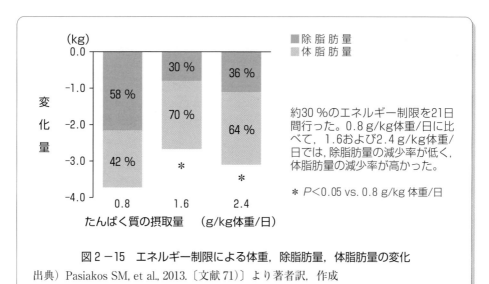

図2-15　エネルギー制限による体重，除脂肪量，体脂肪量の変化
出典）Pasiakos SM, et al., 2013.〔文献71）〕より著者訳，作成

4．糖　　質

　本節では糖質について，選手のパフォーマンスの向上を目的とした1日あたりの摂取量，運動前や運動中の目標摂取量，低糖質食摂取条件下でのトレーニング，摂取不足が引き起こすリスクを紹介する。

4．1　運動時のエネルギー基質

　生体内における糖質の主要な機能としては，エネルギー源となる，生体の構成要素の材料となる，たんぱく質の利用を節約する，脂質酸化に寄与する，などがあげられる。ヒトの活動時のエネルギー源となる栄養素は，糖質，脂質，たんぱく質であるが，運動強度によってこれらがエネルギー供給量に寄与する割合は異なる。

　図2-16は，3種類の運動強度で30分間の自転車運動を実施した場合に，エネルギー供給量に対して血漿グルコース，血漿遊離脂肪酸，筋内の中性脂肪，筋グリコーゲンの寄与がどのように異なるかを示している[72]。中強度（最大酸素摂取量の65％程度）運動においては，低強度（最大酸素摂取量の25％）での運動と比較して，筋グリコーゲンおよび筋内の中性脂肪の利用が増加する。高強度（最大酸素摂取量の85％）の運動では，筋グリコーゲンおよび血漿グルコースの占める割合が増加し，糖質のエネルギー供給量への寄与が非常に大きくなる。脂質の寄与率は，低強度運動で高くなっているが，脂質からのエネルギー供給量自体は高強度運動時と同程度である。

　ヒトの生体内における糖質および脂質の貯蔵量は，体重70 kg，体脂肪率10％の男性の場合，肝グリコーゲンが0.08 kg，筋グリコーゲンが0.40 kg，血中グルコースが0.01 kg，脂肪が7.0 kg程度であるとされている（表2-9）[73]。体内に貯蔵することができる糖質の量は限られているため，中高強度の運動が中心となる競技においては，パフォーマンス向上のために，運動の強度や時間に応じて1日の糖質摂取量を設定する必要がある。さらに，試合や練習を実施するタイミングに沿って，食品・食事から糖質を補給することが重要である。

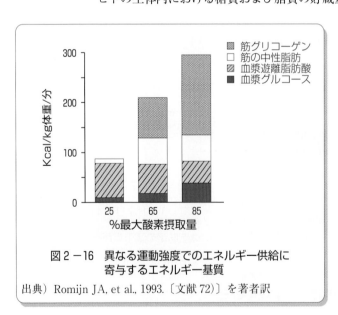

図2-16　異なる運動強度でのエネルギー供給に寄与するエネルギー基質

出典）Romijn JA, et al., 1993.〔文献72〕を著者訳

表2-9　生体内の糖質および脂質の貯蔵量とそれだけを使用した場合の運動持続時間

エネルギー源	重量（kg）	エネルギー量（kcal）	運動時間（分）
肝グリコーゲン	0.08	306	16
筋グリコーゲン	0.40	1530	80
血中グルコース	0.01	38	2
脂　　　　肪	7.00	62141	3250
たんぱく質	13.00	52581	2750

体重70 kg，体脂肪率10%，最大酸素摂取量70 mL/kg/分の男性選手の場合。運動中にエネルギー源として利用できるたんぱく質はここに示す値のごく一部である（1％未満）。マラソンのような走速度で実施する運動中に，1つのエネルギー源のみを利用すると仮定した場合，理論上，持続可能な運動時間を示している（エネルギー消費量は約19 kcal/分，酸素摂取量は4000 mL/分であり，最大酸素摂取量の80%に相当する運動強度での運動時）。

出典）Maughan RJ, ed., 2014.〔文献73）〕より著者訳，改変

表2-10　エネルギー補給とリカバリーを目的とする1日あたりの糖質摂取量の目安

1日あたりの糖質摂取量の目安
エネルギー補給とリカバリーを目的とする

1．質の高い運動や高強度運動が重視される場面で，筋グリコーゲン貯蔵量など体内の糖を最大限利用できるように（骨格筋や中枢神経系機能を維持する必要量に見合うように），下記の目標を設定している。下記の値は一般的な推奨値であり，選手個々のエネルギー消費量やトレーニング内容に応じた微調整が必要である。
2．運動の質や強度があまり重視されない場面・時期には，下記の値に固執せず，目標とするエネルギーの目標摂取量を満たすように，また，食物へのアクセスを考慮して，糖質摂取量を決定してもかまわない。
3．トレーニングの刺激や適応を重視する場合，糖質補給の制限や，トレーニングの局面に応じた調節により，意図的に体内の糖貯蔵量を低下させることがある（絶食状態でトレーニングを行う場合や運動後の糖質補給を制限して次の運動を行う場合など）。

状　況　・　条件		糖質摂取量
Light	低強度運動や技術練習を実施する場合	3〜5 g/kg体重/日
Moderate	中強度運動が主となる活動時（〜1時間/日）	5〜7 g/kg体重/日
High	持久的な運動が主となる活動時（中強度から高強度の運動を1〜3時間/日）	6〜10 g/kg体重/日
Very High	極度の持続的運動時（中強度から高強度の運動を＞4〜5時間/日）	8〜12 g/kg体重/日

出典）Thomas DT, et al., 2016.〔文献74）〕および Burke LM, et al.: Carbohydrates for training and competition. J Sports Sci 29（Suppl 1），S17-S27, 2011.より著者訳，改変

4．2　糖質の目標摂取量（1日あたり）

　日本人の食事摂取基準[28]では，健康な個人および健康な者を中心として構成されている集団を対象に，たんぱく質と脂質の残余として炭水化物の目標量（範囲）を算定しており，その範囲はすべての年代および性別で50〜65％のエネルギー産生栄養素バランスとされている。日々トレーニングに取り組む選手の場合，この基準とは異なり，実施する運動の強度や時間に応じて1日の糖質摂取量を決定する必要がある。

　栄養とパフォーマンスに関する共同声明[74]において，選手のエネルギー補給とリカバリーを目的とした糖質摂取量の目標が示されている（表2-10）。この共同声明では，

質の高い運動や高強度運動が重視される場面で，筋グリコーゲン貯蔵量など体内の糖を最大限利用できるように（骨格筋や中枢神経系機能を維持する必要量に見合うように），目標を設定している。ここで示される値は一般的な推奨値であり，選手個々のエネルギー消費量やトレーニング内容に応じた微調整が必要である。運動の質や強度があまり重視されない場面・時期には，この値に固執せず，目標とするエネルギー摂取量を満たすようにする。また，食物へのアクセスを考慮して，糖質摂取量を決定してもよい。

４．３　試合やポイントとなるトレーニング時の糖質摂取の目安
（1）試合前日までの糖質摂取

　グリコーゲンローディングは，競技種目（運動の様式，体重制限の有無）や試合時間，選手の健康状態を考慮して実施するか否かを決定する。競技パフォーマンスの向上をねらったグリコーゲンローディングは，次の条件を満たす場合に，導入してもよいと考えられる。その条件は，運動時間が90分以上であること，競技の運動様式が高強度の持久的運動でありグリコーゲン量が枯渇するリスクがあること，試合後半に疲労が生じる可能性があること，選手に高糖質食を摂取する意欲があることであり，高糖質食を避けるべき禁忌（糖尿病や内分泌疾患，体重増加に対する強い恐怖）がないかを必ず確認して導入を決定する。また，選手個々のニーズを的確に把握するため，選手がこれまでにグリコーゲンローディングなどの戦略を取り入れたことがあるか，その戦略は成功したか否か，運動中に消化管症状や疲労の早期発現などの問題が生じなかったかを確認する。重要な試合の前に初めてグリコーゲンローディングを行うことがないように，練習期間に試しておくことがすすめられている[75]。

　グリコーゲンローディングを実施する場合の1日あたりの糖質摂取量は，共同声明[74]における糖質摂取は10〜12 g/kg体重/日が推奨されている（表2-11）。現在は，試合の6〜4日前は中程度の糖質を含む食事（〜5 g/kg体重/日）を摂取し，3日前〜前日は高糖質食（8〜12 g/kg体重/日）を摂取する改良法が一般的に実施されている[76]。持久的トレーニングの鍛錬者については，日常的に高糖質食を摂取している場合，糖質10〜13 g/kg体重/日を摂取すれば，グリコーゲン量を最大値近くまで高めることができるとされている[77]。この方法により，体水分量の増加に伴う体重増加や膨満が生じ，選手が主観的に体の重さを感じることがあるが，現在のところ，これらの問題が競技パフォーマンスを損なうという報告はない[75]。グリコーゲンローディングを実施する際には，利点と注意点を選手に十分に説明し，選手の不安を軽減できるように，ケアを欠かさず，試合やポイントとなる練習前の調整を進める必要がある。

　グリコーゲンローディングにおける高糖質食は，バリエーションを提供するために，多様な食品・料理を取り入れることが理想とされる。この実施を目的とした食事計画を立案するうえで重視すべきは，高糖質食の中で選手の食べたい物，食べやすい物，自分に適していると思える物を積極的に取り入れ，選手が快適に食事を摂取できるよ

表2-11　糖質摂取のガイドライン

試合やポイントとなるトレーニング時の糖質摂取の目安 最適な競技パフォーマンスを発揮できるよう，高糖質食の利用を推奨する		
	状況・条件	糖質摂取量
一般的なエネルギー補給	90分未満の試合の準備	7～12 g/kg体重/24時間 （一般的に必要とされる量）
グリコーゲンローディング実施時	持続的／間欠的な運動を含む90分より長い試合の準備	10～12 g/kg体重/24時間を36～48時間にわたって補給する
早急に補給する場合	次の試合までのリカバリー時間が8時間未満である	1～1.2 g/kg体重/時を試合終了から4時間補給その後は一般的に必要とされる量を補給する
試合・練習前	運動を開始する60分前までに	1～4 g/kg体重を運動開始1～4時間前に補給する

出典）Thomas DT, et al., 2016.〔文献74)〕および Burke LM, et al.: Carbohydrates for training and competition. J Sports Sci 29 (Suppl 1), S17-S27, 2011.より著者訳，改変

うに支援することである[75]。腹部膨満感や下痢などの消化管症状がでないように，また，食事量が多過ぎて，不快感や不満がでないように，食物繊維摂取量を制限することが必要となる場合もある。しかし，これらの問題がない選手については，実施中においても，腸の機能や腸内環境を維持するために，できる限り目標値とされる食物繊維量を満たせるように栄養補給計画を立てるべきである[75]。

　減量が必要な選手は，腸内の残留物を一時的に除くために，グリコーゲンローディングの実施中に食物繊維含有量が少ない食事をとることがある。この場合，皮や種がある生野菜や果物，豆類の摂取を控え，精白米や精製されたパン，シリアル，パスタと，乳製品や肉類，裏ごしやすりつぶした野菜・果物を組み合わせた食事を調整するとよい[78]。ただし，これはあくまで一時的な戦略であり，減量しなければならない選手も，重要な試合前を除いては，食物繊維を目標量摂取すべきである[75]。グリコーゲンローディングを実施する必要がない選手は，試合やポイントとなる練習前においても，表2-11に示す日常的な糖質摂取の目標量を参照するとよい。

（2）運動前の糖質摂取

　運動開始1～4時間前の糖質摂取は，一晩の睡眠や絶食状態により低下したグリコーゲンを回復させ，体内のグリコーゲン貯蔵量を高めることを目的として行われる（特に，肝臓のグリコーゲンは一晩の絶食で半分程度にまで減少してしまう）。また，長時間の運動中に腸から体内へ持続的に糖質を供給したり，肝グリコーゲンを介して血糖を維持したりする（低血糖の予防）ためにも，糖質摂取は重要となる。共同声明では，運動開始1～4時間前に体重1kgあたり1～4gの糖質を摂取することが望ましいとされている[74]（表2-11）。その際の食事では，脂質や食物繊維を多く含むものやたんぱく質の過度な摂取は控え，消化がよく，運動時に胃腸の不快感を生じにくい内容となるように注意する。また，選手が快適な心理状態で運動を行うためにも，このタイミング

における糖質摂取は重要であり，摂取する食事の内容や量，タイミングについてあらかじめさまざまな方法を試しておき，自身にとって最適な食事を探しておくべきである。運動前の糖質摂取により，1時間以上の長時間運動のみならず，短時間の高強度運動であっても運動継続時間が延長し，パフォーマンスが向上することが報告されている[79, 80]。一方で，運動開始1時間前以内に糖質を摂取する際には注意が必要な場合もある。運動開始の30〜45分前に糖質を摂取すると，血中インスリン濃度が高い状態で運動を開始することになり，運動開始直後に一時的な低血糖状態に陥る場合がある（図2-17）。この現象は，運動誘発性低血糖とよばれている。発症原因としては，糖質摂取に伴うインスリン刺激によって引き起こされる糖取り込みと，運動開始に伴う筋収縮刺激によって引き起こされる糖取り込みの両方が同時に起こることで，より多くの糖が骨格筋へ取り込まれるために，低血糖が生じると考えられている[81]。

　運動誘発性低血糖が生じることで，体内における糖質の利用が亢進し，脂質の利用が一時的に抑えられるため，持久的パフォーマンスが低下するとの報告もある[82]。しかしながら，最近の研究では，運動誘発性低血糖はすべての人で発症するわけではなく，その発症の有無には個人差が存在することが明らかとなってきた[83, 84]。さらに，低血糖と思われる濃度にまで血糖値が低下したとしても（3.5〜4.0 mmol，すなわち63〜72 mg/dL），自覚的な症状が現れない場合や，パフォーマンスに悪影響を及ぼさないことなども報告されている[84]。したがって，運動開始1時間前以内の糖質摂取については，一概にすべての選手にとって必要とも言い切れず，個人に合わせた対応が求められる。

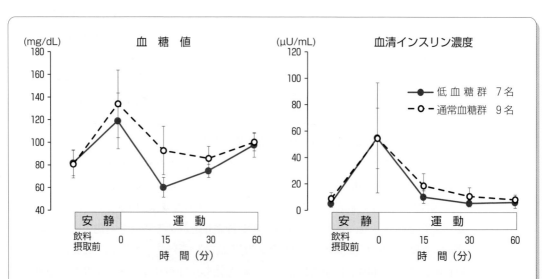

男子大学生 16 名に対し，朝食摂取 3 時間後に糖質飲料（グルコース 150 g）を摂取させ，30 分間の安静状態を保った後，75％最大酸素摂取量の強度で 60 分間の自転車運動を行わせた。その結果，運動開始 15 分後の血糖値は，平均値では低血糖に達することはなかったが，16 名中 7 名において低血糖を呈した。このことより，低血糖群（7 名）と正常血糖群（9 名）に分け，それぞれの血糖値および血清インスリン濃度の経時変化を示している。

図2−17　運動誘発性低血糖発症時の血糖値および血清インスリン濃度

出典）Kondo S, et al., 2019.〔文献 83）〕を著者改変

運動中に低血糖の症状（冷や汗，動悸，手足の震えなど）が現れる選手の対処法としては，どのような条件下で低血糖が発症するか把握しておくことや，運動開始30〜45分前に糖質を摂取しないですむように，1〜4時間前の段階で多めに糖質を摂取しておくことがあげられる。また，運動開始直前に糖質を摂取することで，インスリンが上昇する前に運動をはじめることができ，運動中の血糖低下が生じないことが報告されていることから[86]，可能であれば運動の開始直前に糖質を摂取することも選択肢として考えられる。

（3）運動中の糖質摂取

　運動中の糖質摂取は，グリコーゲンの枯渇や低血糖に伴う疲労の発現を遅らせ，パフォーマンスを最大限に発揮するために必要である。実際に，運動中の糖質摂取によって長時間の中〜高強度運動のパフォーマンスが向上することが，多くの研究により明らかとなっている[85]。

　栄養とパフォーマンスに関する共同声明では，運動の継続時間に応じて糖質摂取量の目安が設定されており，それらを参考にするとよい[74]（表2-12）。まず，45分以下の比較的短時間の運動であれば，糖質を摂取しなくても運動パフォーマンスに及ぼす影響は小さいことから，積極的な糖質の摂取は必要ないとされている。また，45〜75分程度の運動では，体内のグリコーゲンが枯渇する可能性は低いものの，中枢性疲労が生じることがあるため，少量の糖質摂取や，**マウスリンス**という方法を用いることが推奨されている。この方法は，口腔内に糖質飲料（グルコースやマルトデキストリンなどを含む）を数秒含んだ後に吐き出すというものである。マウスリンス時に，脳の線条体とよばれる部位が活性化することが明らかとなっており，報酬系領域を介して中枢性疲労を低減すると考えられている[86]。実際に，マウスリンスを行うことで，自転車運動によるパフォーマンステストのタイムが改善されることが報告されている[87, 88]。また，マウスリンスがパフォーマンスに及ぼす影響について検討した系統的レビューにおいてもその効果が認められている[89]。

　次に，1〜2.5時間程度続くような長時間運動の場合，低血糖やグリコーゲン量の減少に伴う疲労が顕著に現れるため，運動中の低血糖の予防や高い糖質酸化量の維持のために，1時間あたり30〜60 gの糖質を摂取することが望ましい。さらに，2.5時間以上続くような超長時間運動の場合には，1時間あたり最大90 gの糖質を摂取する必要がある。上記では，栄養とパフォーマンスに関する共同声明を基に説明したが，ほかの最近では，より細かく運動時間を区切

表2-12　運動中の糖質摂取量の目安

運動の目安	運動時間	糖質摂取目安量
比較的短時間の運動	<45分	補給不要
持続的な高強度の運動	45〜75分	少量の補給，マウスリンス
持久的運動*	1〜2.5時間	30〜60 g/時
極度の持久的運動	>2.5〜3時間	最大で90 g/時

＊ストップとスタート動作を繰り返す間欠的運動を含む
出典）Thomas DT, et al., 2016.〔文献74〕）および Burke LM, et al.: Carbohydrates for training and competition. J Sports Sci 29（suppl 1），S17-S27, 2011. より著者訳，改変

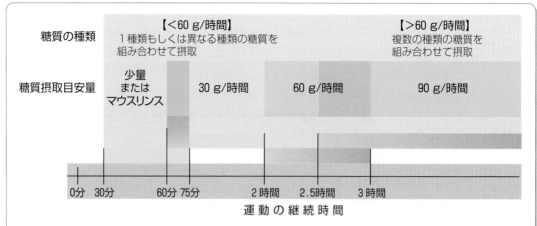

図 2 − 18　運動中の糖質摂取の目安

運動強度が低い場合（例：スピードの遅いランニングやウォーキング）は，ここに示されている糖質摂取の目安量よりも低く設定する必要がある。

出典）Jeukendrup A, 2014. および Burke L, et al., 2021.〔文献 89），90）〕を著者訳，改変

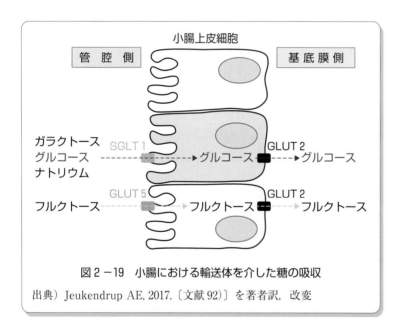

図 2 − 19　小腸における輸送体を介した糖の吸収

出典）Jeukendrup AE, 2017.〔文献 92）〕を著者訳，改変

り，それぞれにおける糖質摂取量も提案されている[90, 91]（図 2 -18）。これらのガイドラインを参考に，選手の運動時間や強度に合わせて，糖質摂取量を設定することが求められる。

　長時間の運動を行うにあたり，1 時間ごとに60 g以上の多量の糖質を摂取する際には，摂取する糖質の種類について注意が必要である。糖質は小腸で吸収される際，生体膜を通過するために糖輸送体とよばれるたんぱく質（図 2 -19のSGLT1やGLUT5）を介して吸収される。また，単糖の種類により，異なる糖輸送体を用いて吸収される（図 2 -19）。しかしながら，1 種類の糖輸送体を介して吸収できる糖質の量には限りがあり，1 時間ごとに60 g以上という多量の糖質摂取が必要な場合には，小腸での吸収が限界に達してしまう[92]。そのため，複数の種類の糖質を組み合わせて摂取することで，異なる種類の糖輸送体を介してより多くの糖質を体内に吸収することが可能となり，血中や骨格筋への糖質の供給が高まると考えられる[93]。

４．４　低糖質食摂取条件下でのトレーニング

　ここまで，持久的運動の前後および運動中には，エネルギー源となる糖質を十分に摂取し，筋グリコーゲン濃度を高めておくことが必要不可欠であると述べてきた。一方，最近では，あえて筋グリコーゲン濃度が低い状態でトレーニングを行うことで，トレーニングに対する骨格筋の適応を最大限に得ることを目的とした手法が注目を集めている。Train low, Compete high法およびSleep-low法とよばれるこれらの方法について，下記に説明する。

　近年，持久的トレーニングによって骨格筋の適応が引き起こされる際の詳細なメカニズム（シグナル伝達経路など）が解明されてきている。そのなかには，トレーニングによる骨格筋収縮の刺激だけでなく，筋グリコーゲン濃度が低い状態や外因性の糖質の利用可用性が低い状態で活性化するものもあることがわかってきた[94]。そのため，骨格筋のトレーニング応答を高めることを目的とし，日々のトレーニングは意図的に低グリコーゲン状態で行い，重要な試合の直前に筋グリコーゲン濃度を高い状態に戻し，高いパフォーマンスを発揮できるようにする，Train low, Compete high法とよばれる手法が考案されている[95, 96]。しかしながら，この方法では，筋グリコーゲン濃度が低い状態でのトレーニングが必要であるため，長時間の高強度運動が行えず，トレーニング能力や強度が低下するという問題がある。さらに，糖質不足により免疫機能が抑制され，病気やけがのリスクが高まることや，筋たんぱく質の分解が高まる可能性もあるなど，デメリットがあることが報告されている。

　そこで，改良法として新たに考えられたのがSleep-low法である[97]（図２-20）。これ

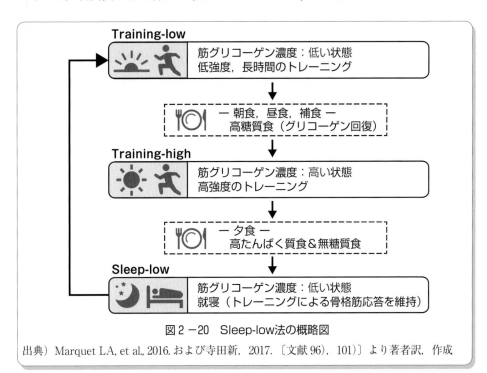

図２-20　Sleep-low法の概略図

出典）Marquet LA, et al., 2016. および寺田新，2017.〔文献 96）, 101）〕より著者訳，作成

は，１日に２回トレーニングを行うことを前提とし，日中は筋グリコーゲン濃度が高い状態で高強度トレーニングを行い，トレーニング後，筋グリコーゲン濃度が低い状態のまま夕食に無糖質食（高たんぱく質食）を摂取してから睡眠をとる。翌朝，筋グリコーゲン濃度が低い状態で低強度のトレーニングを行うという方法である。１日のうちに筋グリコーゲン濃度が高い状態と低い状態をつくりだすことで，高いパフォーマンスを維持したまま日々のトレーニングを行うことができ，さらに骨格筋のトレーニング適応を最大限に得ることができると考えられている。実際に，Sleep-low法を行った群では，同量の糖質を含む食事を３食均等に割り振って摂取した群と比べて，10 kmの走行運動時のタイムが向上したことが報告されている[97]。現状ではエビデンスが少なく，選手がすぐに取り入れることは難しいかもしれないが，単純に筋グリコーゲン濃度を高めるだけでなく，コントロールしながらトレーニングを行うことが，今後必要とされる。

４．５　糖質の摂取不足が引き起こすリスク

　糖質の摂取不足は，ヘプシジンの作用を介して鉄欠乏状態を引き起こす可能性がある。ヘプシジンは，肝臓で産生されるペプチドホルモンであり，生体内の鉄の恒常性調節に寄与している。ヘプシジンは，十二指腸の腸上皮細胞やマクロファージの細胞内から細胞外へ鉄イオンを輸送するたんぱく質であるフェロポーチンの発現を低下させることで生体内の鉄代謝を調節する[98]。ヘプシジンとフェロポーチンの相互作用は，腸上皮細胞によって食事から吸収される鉄の量と，マクロファージによって再利用される鉄の量の両方を減少させる[99]。したがって，ヘプシジンの産生が亢進することは，鉄欠乏のリスクを高め，貧血を引き起こす要因となる可能性がある。最近の研究で，競歩選手が低糖質・高脂質食（糖質50 g/日未満，脂質エネルギー比〜80 %，利用可能エネルギー〜40 kcal/kg除脂肪体重/日）を６日間摂取した後に，最大酸素摂取量が〜75 %に相当する強度での運動を２時間程度行ったところ，血中ヘプシジン濃度が増加したことが報告されている[100]。肝グリコーゲンなど生体内の糖質が不足した状態でトレーニングを実施することは，ヘプシジン産生を促進し，鉄欠乏のリスクを増大させる可能性がある。

5. 脂　　質

　脂質は水に溶けにくい不溶性の性質を有しており，生体内では細胞膜や核膜，ステロイドホルモンを構成し，脂溶性ビタミンの吸収を促進するはたらきを担う。また，皮下脂肪や内臓脂肪の組織においてエネルギーを貯蔵し，トレーニングなどの身体活動時にはエネルギー源として利用されることから生体内での役割は多岐にわたる。その一方で，競技特性を考慮した身体組成の獲得のためには体重管理を行い，体脂肪量の調整が課題となる場合が多いため，適正量の把握が必要となる。

5．1　脂質の種類

　脂質は生体内での合成や分解において類似した化学構造から単純脂質，複合脂質，誘導脂質に分類される（図2-21）。

　生体内では，単純脂質はトリグリセリド（中性脂肪），複合脂質は糖脂質やリン脂質，誘導脂質は脂肪酸やコレステロール，胆汁酸，性ホルモンなどとして存在している。単純脂質であるトリグリセリドは，グリセロールに3分子の脂肪酸が結合しており，生体内で脂肪組織として貯蔵およびエネルギーに利用される。複合脂質は脂肪酸やグリセロールに糖類やリン酸，窒素化合物が結合したものである。リン脂質は，トリグリセリドの3分子のうちの1つの脂肪酸がリン酸基となることで，親水性や疎水性の機能を合わせもつことができ，細胞膜の構成や生体内での貯蔵，運搬を可能としている。誘導脂質は単純脂質や複合脂質が加水分解された化合物で，組織の構成やエネルギー利用，生理活性物質のはたらきをもつ。

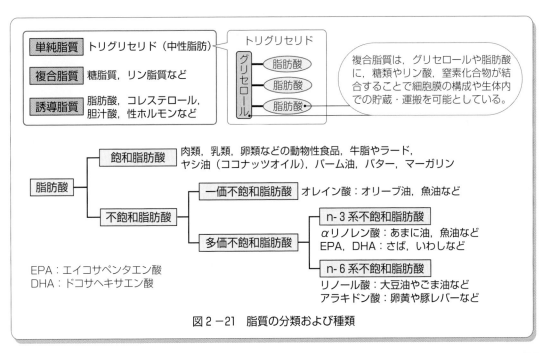

図2-21　脂質の分類および種類

47

　脂肪酸は，短鎖脂肪酸，中鎖脂肪酸，長鎖脂肪酸に分けられ，その長さにより生体内における吸収方法や代謝も異なる性質をもつ。また，構造のちがいから，炭素間に二重結合がない飽和脂肪酸，炭素間に二重結合がある不飽和脂肪酸が存在する。不飽和脂肪酸には二重結合が1個存在する一価不飽和脂肪酸と二重結合が2個以上存在する多価不飽和脂肪酸がある。多価不飽和脂肪酸は生体内で合成することができない必須脂肪酸であり，n-3系不飽和脂肪酸とn-6系不飽和脂肪酸に分類される。

5．2　生体内における脂質代謝

　生体内において脂質は，アポたんぱく質と結合したリポたんぱく質という複合体となり，リンパ管から血管へと移動し，全身に運搬される（図2-22）。リポたんぱく質は，カイロミクロン，超低比重リポたんぱく質（VLDL），低比重リポたんぱく質（LDL），高比重リポたんぱく質（HDL）に大きく分類され，それぞれ脂質組成が異なる。

　リポたんぱく質の組成は，カイロミクロンが食物由来などの外因性のトリグリセリド（中性脂肪）を，超低比重リポたんぱく質はトリグリセリドとコレステロールを，低比重リポたんぱく質はコレステロールを，高比重リポたんぱく質はアポたんぱく質を多く含んでいる。

　食事に含まれる脂質は消化管で消化され，小腸粘膜上皮細胞にて吸収される。吸収された脂質は，カイロミクロンとなりリンパ管を経由したのちに胸管から大動脈に合

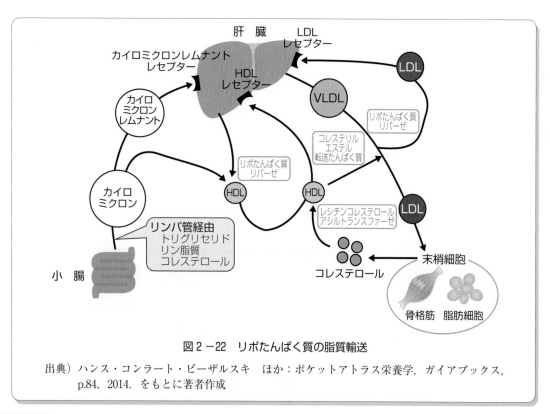

図2-22　リポたんぱく質の脂質輸送

出典）ハンス・コンラート・ビーザルスキ　ほか：ポケットアトラス栄養学，ガイアブックス，p.84，2014. をもとに著者作成

流し，肝臓や末梢組織で貯蔵・利用される（図2-23）。また，短鎖脂肪酸や中鎖脂肪酸のような炭素数のつながりが短い脂肪酸については小腸粘膜上皮細胞にて門脈を経由して全身に運搬される。脂質は身体活動時のエネルギー源となるため，生体内では皮下や内臓の脂肪組織にトリグリセリドとして貯蔵される。トリグリセリドは，脂肪組織において脂肪酸が分解され，遊離脂肪酸として血中を流れ，肝臓や骨格筋のミトコンドリア内でβ酸化を受けたのちアセチルCoAに変換される。変換されたアセチルCoAは，TCA回路（クエン酸回路）に入りATPが産生される。脂肪酸からβ酸化により生成されたアセチルCoAは，肝臓においてTCA回路で利用されるかケトン体に変換され，骨格筋などほかの組織で利用される。

　運動前後において脂質の多い食品の摂取は，グリセロール[101]や遊離脂肪酸[102]の増加に伴って，呼気による脂質酸化を亢進させることが報告されている。ケトン体（アセトン，アセト酢酸，β-ヒドロキシ酪酸の総称）は，絶食や飢餓の状態において産生されることが多い。その一方で，ケトン体を含んだ飲料を経口摂取することで，ケトン体や脂肪酸をエネルギー源として利用することも報告されている[103]。これらのことから，血中のグリセロールや遊離脂肪酸，ケトン体の増加は運動時のエネルギー源となることから，脂質利用（酸化）の指標として考えられている。生体内で貯蔵できる糖質量には限界があり，糖質よりも脂質の貯蔵量が多いことから，脂質を効率よく利用することはパフォーマンスの維持や向上に有効であると考えられる。また，脂質含有

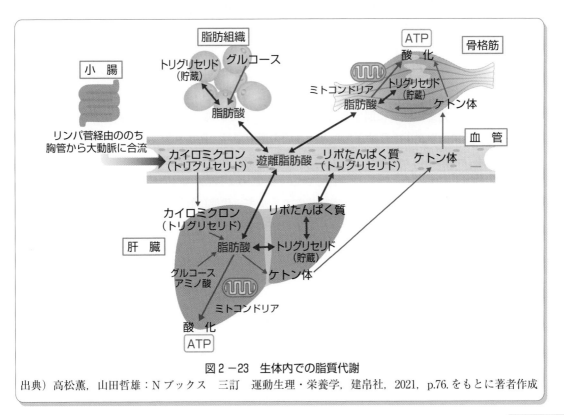

図2-23　生体内での脂質代謝

出典）高松薫, 山田哲雄：Nブックス　三訂　運動生理・栄養学, 建帛社, 2021, p.76.をもとに著者作成

量が多い食事を運動直前に摂取することは消化不良による腹痛を誘発させてしまうため，注意が必要となる。

５．３　脂質の目標摂取量
（１）１日の目標摂取量

　脂質の熱量は１gあたり９kcalであり，糖質やたんぱく質の１gあたり４kcalと比較して，もっとも高い。脂質は，エネルギー源として貯蔵・利用されることから計画的な摂取が望まれるが，日本人の食事摂取基準[28]や各種提言などではたんぱく質や糖質とは異なり具体的な数値ではなくエネルギー産生栄養素バランスから適正脂質エネルギー比（％）として示されている。日本人の食事摂取基準では適正脂質エネルギー比を20〜30％としている[28]。飽和脂肪酸は目標量がエネルギーに対して７〜10％と設定されているが，n-3系不飽和脂肪酸およびn-6系不飽和脂肪酸は有用な研究が十分に存在しないという理由から目安量が設定されている[28]。栄養とパフォーマンスに関する共同声明[74]では，減量時においても脂質エネルギー比は，20％未満とならないようにすべきであると記載されている。また，国際スポーツ栄養学会[29]では，日本人の食事摂取基準と同様に適正脂質エネルギー比は20〜30％であると示しており，脂質エネルギー比が20％と設定される場合には，0.5〜１g/kg体重/日となることを推奨している。脂質の適正量については，増量や減量などの体重管理の状況にあわせて調節することが好ましいが，減量時においても脂質エネルギー比が20％を下回らないように栄養管理を行う必要がある。

　脂質は，エネルギー産生栄養素バランスから適正量を算出するため，脂質のエネルギー比率を調整した栄養戦略が立てられる。脂質摂取量を長期間コントロールした研究では，低糖質・高脂質食（糖質５％，たんぱく質15％，脂質80％）摂取による脂質利用の亢進や減量に関する有効性が検討されている[105]。また，脂質エネルギー比が高い食品や食事の運動前後など短期間の摂取では，脂質利用亢進に伴った糖質利用抑制の視点から生体内のグリコーゲン節約効果に着目し，パフォーマンスにどのような影響を与えるのかが検討されている[105]。このように，脂質は長期間あるいは運動前後の短期間の摂取によって運動時のエネルギー代謝に好影響を与える可能性があるものの，適切な摂取量を見誤ると選手の体重増加やコンディションおよびパフォーマンスを低下させる可能性があることから，管理栄養士・栄養士の指示のもと栄養管理を行うことが望まれる。

（２）脂肪の選択上の留意点

　選手は，競技にあわせた体重管理を行うために脂肪の種類や特徴を考慮した食品選択が必要となる。飽和脂肪酸は体内で合成可能であり，肉類，乳類，卵類などの動物性食品，牛脂やラード，ヤシ油（ココナッツオイル），マーガリンなどに多く含まれている。飽和脂肪酸の摂取量増加は，心筋梗塞などの循環器疾患発症の危険因子となるこ

とから，過剰摂取を避けることが望ましい。不飽和脂肪酸は植物性食品や魚類に多く含まれており，食事からの摂取でしか補給できない必須脂肪酸を含んでいるため，欠乏症である皮膚炎などを発症させないように注意する必要がある。多価不飽和脂肪酸であるn-3系不飽和脂肪酸はα-リノレン酸，**エイコサペンタエン酸（EPA），ドコサヘキサエン酸（DHA），**n-6系不飽和脂肪酸は**リノール酸，γ-リノレン酸，アラキドン酸**があげられる。n-3系不飽和脂肪酸は，筋たんぱく質合成や心血管機能，免疫機能，神経筋機能に好影響を与える可能性がある[107]。今後は選手のn-3系不飽和脂肪酸摂取量を把握し，脂肪酸の摂取比率を調節する必要があるかもしれないが，研究データが少ないことからさらなる検討が必要である。n-6系不飽和脂肪酸であるリノール酸は炎症を引き起こすプロスタグランジンやロイコトリエンなどの生理活性物質を生成することで喘息の発症リスクを高めることが報告されている[108]。喘息は運動パフォーマンスの低下を引き起こす要因であることから，多量の摂取を控える必要がある。

　脂肪酸は種類によってさまざまな生理作用を有していることから，脂肪酸の摂取割合も注視することが望ましい。しかしながら，現状の栄養サポートでは摂取している脂質量の調整が必要な選手が多いことから，まずは競技に好ましい脂質摂取量をめざすことが重要である。

5．4　長期間の高脂質食摂取が生体に与える影響
（1）筋グリコーゲンの節約
　長期間の低糖質・高脂質食摂取の利点としては，肝臓[109]および骨格筋[110]におけるミトコンドリアの脂質酸化が向上することで，糖質酸化が抑制されることがあげられる。ミトコンドリアの脂質酸化の亢進は，ミトコンドリア系酵素の発現やβ酸化が亢進することに寄与する[110]。高脂質食の長期的な摂取は，脂質代謝の亢進に伴って生体内における脂質のエネルギー利用を高めることから筋グリコーゲンの節約につながる。

（2）食欲の減衰
　高脂質食の摂取は，コレシストキニンやインクレチンの1つであるグルカゴン様ペプチド-1（GLP-1）などの消化管ホルモンの分泌を促進させ，食欲を減衰させる作用をもつ[111]。高脂質食を長期間摂取することで，食欲抑制効果によるエネルギー摂取量の減少が体重減少にもつながる可能性があるが，食欲抑制効果は個人差が大きいと考えられる。

（3）ケトン食の影響
　高脂質食摂取によって，脂質代謝は亢進し，肝臓でのケトン体産生や遊離脂肪酸の血中濃度が上昇する。低糖質・高脂質食（糖質5％，たんぱく質15％，脂質80％）は，栄養とパフォーマンスに関する共同声明[74]や国際スポーツ栄養学会[29]においてケトン食（ケトジェニック）とよばれ，各種の提言においても運動時のケトン食摂取による有

効性に関する見解が示されている。ケトン食は，脂質利用を亢進させ，持久能力を向上させると報告されている[103]。また，過体重の女性を対象に10週間のレジスタンストレーニングとケトン食の摂取を組み合わせた研究では，除脂肪量を維持しながら，体脂肪量を減少させたことを報告している[112]。これらのことから，高脂質食の長期的な摂取は脂質利用の亢進に伴うグリコーゲンの節約と減量に有効である可能性がある。

　一方で，長期間の高脂質食摂取は糖質代謝を抑制するがゆえに悪影響を与える可能性もある。高脂質食摂取による脂質代謝の亢進は，解糖にかかわる酵素の活性化を抑制することが報告されている[113]。また，5日間の高脂質食摂取は，糖質代謝の酵素であるピルビン酸脱水素酵素の活性が低下することでグリコーゲンの分解速度が低下することを報告している[114]。高強度運動ではエネルギー供給速度の高い糖質が主なエネルギー源であることから，高強度の競技においてはパフォーマンスを低下させる可能性がある[105]。さらに，高脂質食の導入早期では，脂質代謝亢進の適応までに数週間の期間を要する可能性があるため，目標となる大会から逆算して計画的に実施しなければならない。

　低糖質・高脂質食のメリット（図2-24）としては，脂質の代謝能力の亢進に伴う糖質利用の抑制，食欲抑制効果による減量，長時間運動時におけるエネルギー補給回数の低下があげられる[111]。また，デメリットとしては，長期的な継続摂取が難しい，脂質代謝亢進の適応に数週間かかる，脂質代謝の亢進に伴う糖代謝（解糖系）の抑制による高強度運動の能力低下があげられる[111]。長期間の高脂質食摂取の有効性はみられるものの，個人差があることから体調不良を呈した場合には通常の食事に戻すことが求められる。

ファットアダプテーション（脂質適応）　ケトン食（ケトジェニック）低糖質・高脂質食の長期間摂取

持久性運動 ↑　瞬発的運動 ↓

------ 生体内での変化 ------
・肝臓，骨格筋でのミトコンドリアの脂質酸化の亢進
・消化管ホルモン分泌促進の伴う食欲の減衰

長期間の高脂質摂取

メリット	デメリット
・脂質の利用能力の亢進 ・糖質利用の抑制（糖質の節約） ・食欲抑制効果による減量 ・長時間運動時におけるエネルギー補給回数の低下	・長期間の継続摂取が難しい ・脂質代謝亢進の適応に数週間の期間が必要 ・糖代謝（解糖系）の抑制による高強度運動の能力低下

※個人差があることから体調不良を呈した場合には通常の食事に戻す。

図2-24　長期間の高脂質食が生体に与える影響

出典）寺田新：2020年版スポーツ栄養学最新理論，杏林舎，pp. 65-91, 2020. をもとに著者作成

５．５　運動前後の高脂質食摂取が生体に与える影響

（１）運動前の高脂質食摂取

　パフォーマンスの維持・向上や回復を目的とした運動前後の単回の脂質摂取による有効性も検討されている（図2-25）。高脂質食の摂取は血中のケトン体および遊離脂肪酸の増加や呼気の脂質酸化の亢進がみられる。この点に着目した単回もしくは数日間の比較的短期間の高脂質食摂取に関する有効性も報告されている[102, 106, 115, 116]。

　3日間のグリコーゲンローディング後，運動当日の運動4時間前の高脂質食もしくは高糖質食の摂取は，8名中7名において高脂質食を摂取した場合に運動継続時間を延長させたことを報告している（図2-26）[102]。そのメカニズムは，運動前日までに体格に見合ったグリコーゲンを蓄えておき，運動4時間前に高脂質食を摂取することで，血中遊離脂肪酸濃度の上昇（図2-26A）に伴って糖質利用を抑制し（図2-26B），呼気から観察された脂質代謝の亢進（図2-26C）がグリコーゲンを節約し，運動継続時間を延伸させたと考えられる[102]。脂質摂取によるパフォーマンス向上の有効性に着目し，運動当日の高糖質食もしくは高脂質食の摂取が持久的パフォーマンスに与える影響を検討した系統的レビューでは，グリコーゲンローディングを実施した場合には，運動当日の食事が高脂質食であっても高糖質食と同程度の持久性パフォーマンスを発揮できるとしている[106]。また，運動当日までに体格に見合った糖質を適切に補給できていれば，運動直前に脂質エネルギー比の高い食事や食品を摂取したとしても生体内におけるグリコーゲン節約という点で好影響を与える可能性がある。その一方で運動直前の食事は糖質を中心とした消化によい食事や食品であることが好ましいとされている[29, 117]。しかしながら，単回もしくは数日間の食事調整を行った短期間の運動前の高脂質食摂取による研究は少ないため，さらなる検討が必要である。

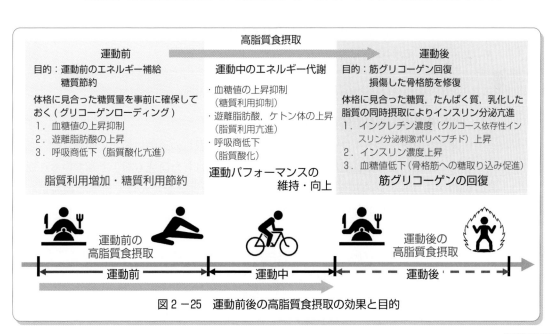

図2-25　運動前後の高脂質食摂取の効果と目的

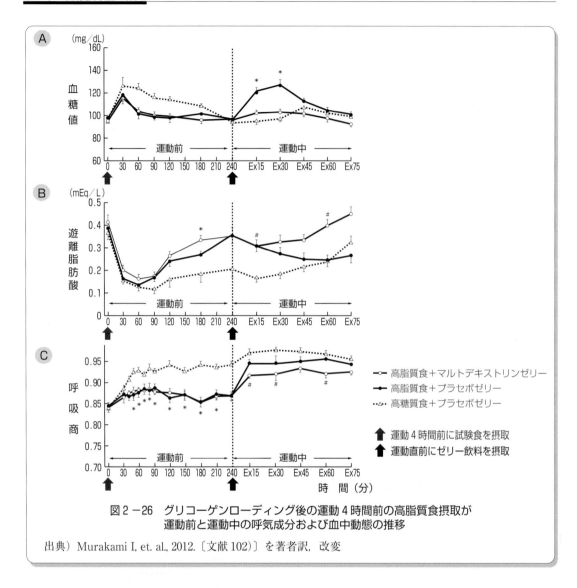

図 2 − 26　グリコーゲンローディング後の運動 4 時間前の高脂質食摂取が
　　　　　　運動前と運動中の呼気成分および血中動態の推移

出典）Murakami I, et. al., 2012.〔文献 102〕〕を著者訳，改変

（2）運動直後の高脂質食摂取

　運動で消費したグリコーゲンは，当日もしくは翌日の運動に備えて回復させる必要
がある。運動後の脂質摂取によるリカバリーに着目した研究も報告されている。運動
後のグリコーゲンの回復には，体格に見合った糖質[117]をたんぱく質[118]と同時摂取す
ることでインスリン分泌を高め，筋グリコーゲンを回復させる。また，乳化した脂質
と糖質の同時摂取によって，グリコーゲンの回復が有効となることも明らかとなって
いる。消化管から分泌されるグルコース依存性インスリン分泌刺激ポリペプチドは，
小腸から分泌される**インクレチン**という消化管ホルモンであり，その分泌が高まるこ
とでインスリン分泌を促進させる[116]。運動直後のマウスに乳化した脂質を含む牛乳
にブドウ糖を溶解させた混合物を摂取させた研究は，同量のブドウ糖のみの摂取に比

べ，グルコース依存性インスリン分泌刺激ポリペプチド分泌によるインスリンの増加に伴って筋グリコーゲンの回復量が高値となったことを明らかとしている[116]（図2-27）。このメカニズムは，糖質と乳化した脂質を運動直後に摂取することで，インクレチンであるグルコース依存性インスリン分泌刺激ポリペプチドの増加（図2-27A）によりインスリン分泌の促進（図2-27B）が，血糖値の低下（図2-27C）と糖取り込み促進に伴った筋グリコーゲン回復量を増加（図2-27D）させたものと考えられる[116]。

　　これらのことから，体格に見合った糖質に加えて，たんぱく質，乳化した脂質の組み合わせが運動後のグリコーゲン回復に有効であると考えられる。アイスクリームは，エネルギー産生栄養素バランスがたんぱく質9％，脂質40％，炭水化物（糖質）51％と糖質および脂質のエネルギー比率が高い冷食品である。これまで，乳化した脂質を含む牛乳にブドウ糖で特製したアイスクリームを運動直後に摂取するとインスリン分泌量を増大させることが報告されている[115, 119]。アイスクリームは選手にとっては嗜好品として制限される場合が多いことから運動現場における脂質の有効性をさらに検討することで，脂質を用いた栄養戦略の幅が広がるかもしれない。

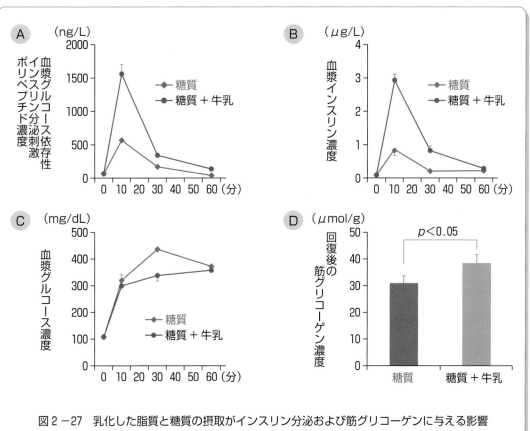

図2-27　乳化した脂質と糖質の摂取がインスリン分泌および筋グリコーゲンに与える影響

出典）稲井真ほか，2017.〔文献116）〕より著者改変

6．ビタミン

　　ビタミンは，体内で合成されない，または合成量が必要量に満たないため，食物から摂取しなければならない微量栄養素である。13種類のビタミンのうち，本節では，エネルギー代謝にかかわるビタミンB_1，ビタミンB_2，ナイアシン，ビタミンB_6，抗酸化ビタミンであるビタミンCとビタミンE，最近注目されているビタミンDに焦点をあてる。

　　表2-13に，各ビタミンの目標摂取量と含量が多い主な食品を示す。表に記載がないビタミンについては，日本人の食事摂取基準などを参照してほしい。

6．1　ビタミンB群

（1）ビタミンB群の役割とパフォーマンス

　　ビタミンB群には，乳酸系，有酸素系（β酸化，TCA回路（クエン酸回路））などのエネルギー代謝の各反応において，酵素が最大活性を発揮するために必要な，補酵素として機能するものが多い（図2-28）。

　　たとえば，ビタミンB_1（チアミン）は，リン酸が2つ結合したチアミン二リン酸の形で，ピルビン酸脱水素酵素の補酵素として機能する。そのため，ビタミンB_1が不足すると，ピルビン酸脱水素酵素の活性が低下し，ピルビン酸からアセチルCoAへの代謝がうまく進まなくなる可能性がある。このように，図2-28に示したビタミンB群の不足は，ATP産生量の減少や代謝産物の蓄積によって，パフォーマンスを低下させる危険性がある。

表2-13　ビタミンの目標摂取量（1日あたり）と主な摂取食品

ビタミン	目標摂取量	含量が多い食品（100 gあたりの量）
B_1	0.54 mg/1,000 kcal	豚ヒレ肉（1.3 mg），豚もも肉（0.9 mg），玄米ご飯（0.16 mg），えんどう豆ゆで（0.3 mg）
B_2	0.60 mg/1,000 kcal	豚レバー（3.6 mg），どじょう（1.1 mg），ぶり（0.4 mg），鶏卵（0.4 mg）
ナイアシン	5.8 mgNE/1,000 kcal	まぐろ（22 mgNE），牛レバー（18 mgNE），鶏ささみ（17 mgNE），えのきたけ（7 mgNE）
B_6	0.023 mg/g たんぱく質	牛レバー（0.9 mg），まぐろ（0.6 mg），鮭（0.6 mg），鶏ささみ（0.6 mg），かつお（0.5 mg）
C	100～200 mg	赤ピーマン（170 mg），ブロッコリー（140 mg），レモン（100 mg），ゴーヤ（76 mg），柿（70 mg）
D	15 μg[*]	あんこうの肝（110 μg），しらす干し（61 μg），いわし丸干し（50 μg），鮭（32 μg），きくらげ（9 μg）
E	15 mg	なたね油（15 mg），うなぎ（5 mg），かぼちゃ（5 mg），赤ピーマン（4 mg）

＊日照時間は考慮していない。日照曝露がある場合は（冬季の東北北部～北海道を除いて），目標摂取量は少なくなる。

NE：ナイアシン当量

出典）厚生労働省，2020. およびダン・ベナードット，2021.〔文献28），127）〕より著者作成

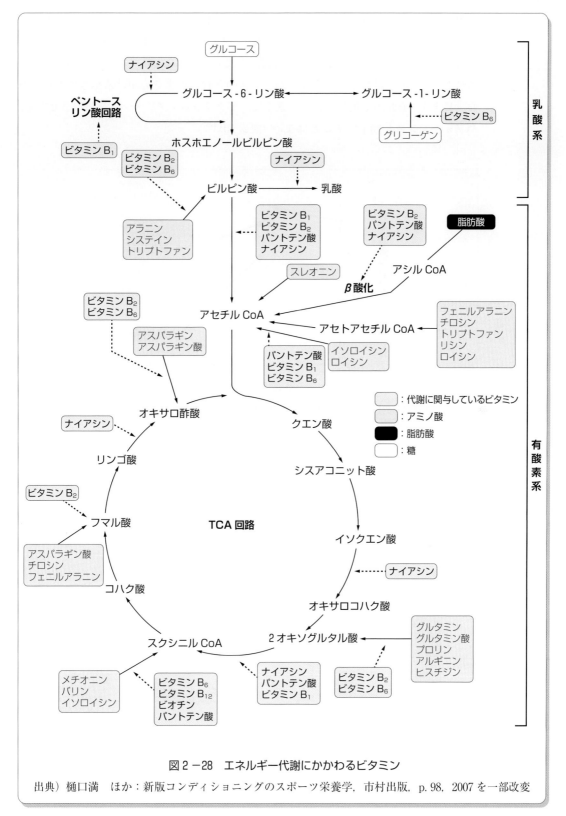

図 2 −28　エネルギー代謝にかかわるビタミン

出典）樋口満　ほか：新版コンディショニングのスポーツ栄養学，市村出版，p. 98，2007 を一部改変

　単一のビタミンB（たとえばビタミンB$_1$のみ）の不足が，パフォーマンスを低下させるという報告はないが，複数のビタミンB（ビタミンB$_1$，B$_2$，B$_6$）が同時に不足すると，全身持久力が低下することがヒトで確認されている（図2-29）[120]。そのため，すべてのビタミンBが不足しないような，バランスのとれた食事を心がけるべきである。なお，ビタミンB群が不足していない選手に，ビタミンBサプリメントを摂取させても，パフォーマンスが向上することはない（図2-30）[121]。

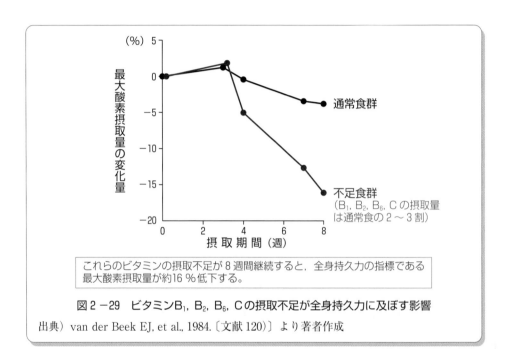

これらのビタミンの摂取不足が8週間継続すると，全身持久力の指標である最大酸素摂取量が約16％低下する。

図2-29　ビタミンB$_1$，B$_2$，B$_6$，Cの摂取不足が全身持久力に及ぼす影響
出典）van der Beek EJ, et al., 1984.〔文献120)〕より著者作成

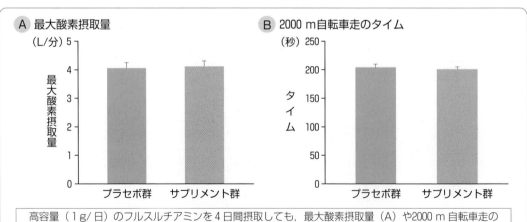

高容量（1g/日）のフルスルチアミンを4日間摂取しても，最大酸素摂取量（A）や2000m自転車走のタイム（B）は向上しない。

図2-30　ビタミンB$_1$サプリメントの摂取が全身持久力に及ぼす影響
出典）Webster MJ, et al., 1997.〔文献121)〕より著者作成

（2）ビタミンB群の目標摂取量

　ビタミンB$_1$，ビタミンB$_2$，ナイアシンは，前述のように，エネルギー代謝において補酵素として機能する。そのため，必要量はエネルギー消費量あたりで算定すべきである。日本人の食事摂取基準[28]に示されているように，エネルギー消費量（摂取量）1,000 kcalあたり，ビタミンB$_1$は0.54 mg/日，ビタミンB$_2$は0.60 mg/日，ナイアシンは5.8 mgナイアシン当量（トリプトファンからのナイアシン合成を加味した量）/日，が目標摂取量となる（p.56表2-13）。ビタミンB$_6$は，アミノ基転移反応（たとえばアミノ酸であるアラニンからピルビン酸を，アスパラギン酸からオキサロ酢酸を生成する反応）において，補酵素として機能する。たんぱく質の摂取量が増加するにしたがって，アミノ基転移反応などのアミノ酸代謝は促進される（p.32図2-11C）。そのため，ビタミンB$_6$の目標摂取量は，たんぱく質摂取量1 gあたり0.023 mg/日となっている（表2-13）[28]。

　それでは，体重が60 kgで，1日あたり3,000 kcalのエネルギー，1.5 g/kg体重のたんぱく質を摂取している選手を例に，ビタミンB$_1$，ビタミンB$_2$，ナイアシン，ビタミンB$_6$の目標摂取量を設定してみよう。この選手の1日あたりの目標摂取量は，ビタミンB$_1$が1.6 mg，ビタミンB$_2$が1.8 mg，ナイアシンが17.4 mgナイアシン当量，ビタミンB$_6$が2.1 mgとなる。

6．2　抗酸化ビタミン
（1）抗酸化ビタミンの役割とパフォーマンス
1）活性酸素と筋疲労

　通常の酸素よりも反応性の高い酸素化合物は，活性酸素とよばれる。骨格筋内で産生される活性酸素は主に，スーパーオキシド，過酸化水素，ヒドロキシルラジカルである。これらは一定量以上に増加すると，ミトコンドリア，筋小胞体，筋原線維を構成するたんぱく質や脂質を酸化することによって，骨格筋の機能を低下させる。活性酸素は，高強度運動と持久性運動の両方で産生量が増えるため，さまざまなタイプの運動で筋疲労の要因となり得る。

2）抗酸化ビタミンの摂取とパフォーマンス

　図2-31は，抗酸化物質（活性酸素を除去し，酸化を抑える物質）を，点滴のように静脈から投与しながら運動を行ったときの筋力の変化を示している[122]。抗酸化物質を投与しない条件に比べて投与した条件では，筋力の低下（筋疲労）が起こりにくくなっている。

　抗酸化ビタミンには，ビタミンCやビタミンEがある。図2-32Aは，ビタミンEをサプリメントとして8週間経口摂取させた前後で，全身持久力を比較したものである[123]。抗酸化物質を静脈投与した結果（図2-31）とは異なり，ビタミンEの摂取前後で運動継続時間に差はみられないことから，ビタミンEやビタミンCなどの抗酸化ビタミンの経口摂取が，パフォーマンスを向上させることはない。なお，図2-32Bに示すように抗酸化ビタミンも不足によって，全身持久力が低下するため[124]，これ

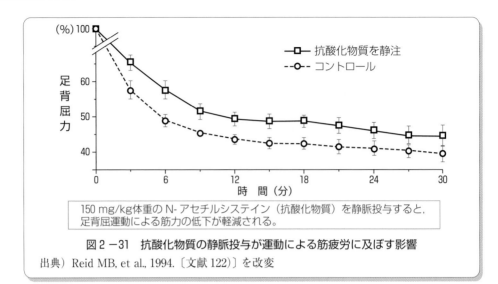

150 mg/kg体重の N- アセチルシステイン（抗酸化物質）を静脈投与すると，足背屈運動による筋力の低下が軽減される。

図 2 −31　抗酸化物質の静脈投与が運動による筋疲労に及ぼす影響

出典）Reid MB, et al., 1994.〔文献 122)〕を改変

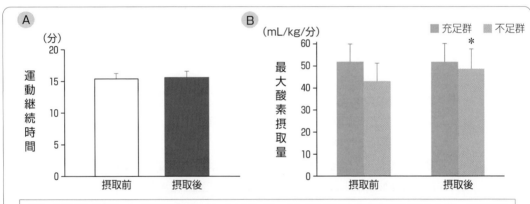

（A）　1 日あたり450 mg のビタミン E（α- トコフェロール）サプリメントを 8 週間摂取した後，自転車運動を行っても，疲労困憊に至るまでの時間は変わらない。
（B）　ビタミン C 不足の選手に，ビタミン C サプリメント（1,000 mg/ 日）を 1 か月摂取させると，最大酸素摂取量（全身持久力の指標）が増加（回復）する。＊$P <$ 0.05 vs. 摂取前

図 2 −32　抗酸化ビタミンの経口摂取が全身持久力に及ぼす影響

出典）Gaeini AA, et al., 2006. および Margaritelis NV, et al., 2020.〔文献 123)，124)〕より著者訳，作成

らの不足は避けるべきである。

3）抗酸化ビタミンの摂取とトレーニング効果

　活性酸素は筋疲労の要因となる一方で，最近では，ミトコンドリアや抗酸化酵素の増加というトレーニング効果を得るためにも必要であることがわかってきている[125]。
　動物実験では，抗酸化ビタミンの摂取が活性酸素の増加を抑制してしまい，ミトコンドリアや抗酸化酵素が増加せず，全身持久力の向上といった有酸素トレーニングの効果がみられなくなることが観察されている（図 2 -33）[126]。ヒトでは，サプリメントとしてビタミンC（1,000 mg/日）とビタミンE（200〜400 mg/日）を 1 〜 2 か月摂取しても，有酸素トレーニング後に起こる最大酸素摂取量の増加に影響はなかった。しか

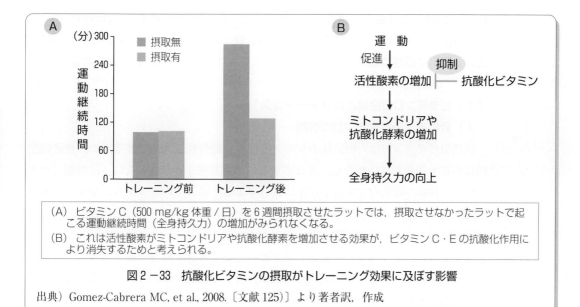

(A) ビタミンC（500 mg/kg 体重 / 日）を6週間摂取させたラットでは，摂取させなかったラットで起こる運動継続時間（全身持久力）の増加がみられなくなる。
(B) これは活性酸素がミトコンドリアや抗酸化酵素を増加させる効果が，ビタミンC・Eの抗酸化作用により消失するためと考えられる。

図2−33　抗酸化ビタミンの摂取がトレーニング効果に及ぼす影響

出典）Gomez-Cabrera MC, et al., 2008.〔文献125)〕より著者訳，作成

し，ミトコンドリアの酵素や抗酸化酵素の遺伝子発現に増加が起こらなくなったことが示されている[126]。

このように，抗酸化ビタミンが不足していない選手が，高容量の抗酸化ビタミンサプリメントを摂取し続けると，その間のトレーニング効果が一部消失する可能性がある。抗酸化ビタミンをサプリメントで目標摂取量より多く摂取したとしても，運動パフォーマンスは向上しない（図2-33A）。そのため，抗酸化ビタミンは基本は食事で摂取し，サプリメントを摂取する場合は，低容量（目標摂取量に近いもの）を用いるべきである。

（2）抗酸化ビタミンの目標摂取量

ビタミンCは，抗酸化作用に加えて，コラーゲン（骨の主な有機質成分）やコルチゾール（運動などのストレスで分泌が増える抗ストレスホルモン）の合成にもかかわるため，一般の人よりも選手は必要量が高いと考えられる。そのため，目標摂取量は100〜200 mg/日となる（p.56表2-13）[127]。なお，ビタミンCは200 mg/日の摂取で，血中濃度が最大値（2,500 mg/日における濃度）の約80 ％になる[128]ため，多く摂取すればよいというわけではない。

ビタミンEも，選手は一般人に比べて必要量が高いと考えられる。目標摂取量としては，15 mg/日が示されている[127]。

6.3　ビタミンD

ビタミンDには，きのこ類に含まれるビタミンD_2と，魚介類や卵などに含まれるビタミンD_3がある。また，ヒトを含む哺乳類の皮膚には，プロビタミンD_3が存在し，

日照（紫外線）と体温の作用によって，ビタミンD$_3$が生成される。これらのビタミンD（以降，D$_2$とD$_3$をまとめてビタミンDとする）は，肝臓で25-ヒドロキシビタミンDに，続いて腎臓で活性型ビタミンD（1α,25-ジヒドロキシビタミンD）に代謝される。

（1）ビタミンDの役割とパフォーマンス

1）骨におけるビタミンDの役割

活性型ビタミンDは，脂溶性ホルモンと同様に細胞膜を通過できるため，標的細胞内に存在する受容体に結合し，さまざまな作用を発揮する。たとえば，活性型ビタミンDが，小腸の細胞内にある受容体に結合すると，腸管でのカルシウムやリンの吸収が促進され，これらの血中濃度が上昇する。一方，体内のビタミンDが減少すると，副甲状腺ホルモンの分泌が増加し，骨吸収が促進される。

このように，ビタミンDの欠乏では，骨の主なミネラル成分であるカルシウムやリンの吸収が低下し，骨吸収が亢進するため，骨折や骨粗鬆症のリスクが高くなる。競技中に選手が激しく衝突する機会が多い米国のナショナルフットボールリーグ（アメリカンフットボールのプロリーグ）のあるチームでは，骨折しなかった選手よりも骨折した選手の方が，ビタミンDが不足していたことが報告されている[129]。

2）骨格筋におけるビタミンDの役割

ビタミンD受容体は筋細胞（筋線維）の中にも存在する。活性型ビタミンDを添加して筋細胞を培養すると，添加しない場合に比べて，筋細胞の直径が太くなる[130]。また，遺伝子操作によって実験動物の骨格筋に発現するビタミンD受容体を，減少させると骨格筋量や筋力は低下し[131]，増加させると骨格筋量が増加する[132]。これらの基礎研究の結果をみると，ビタミンD摂取量の増加が筋肥大や筋パフォーマンスのさらなる向上につながることを期待してしまうが，ヒトにおいてそのような効果は認められていない。

ビタミンD欠乏者は充足者に比べて筋力が低いことや（図2-34）[133]，ビタミンD不足を解消する（充足させる）とパフォーマンスが改善すること[134]が報告されている。したがって，選手はビタミンD不足にならないことが重要である。

（2）ビタミンDの目標摂取量

日本人の食事摂取基準[28]では，8.5μg/日がビタミンDの目安量となっている。ビタミンDは総摂取量の

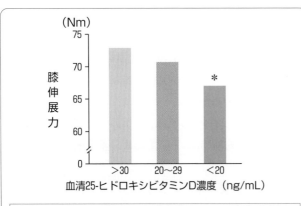

血清25-ヒドロキシビタミンD濃度が20 ng/mL 未満（ビタミンD欠乏）の者は，30 ng/mL 以上（ビタミンD充足）の者よりも筋力が低い。＊$P < 0.05$

図2-34　ビタミンD欠乏による筋力低下

出典）Houston DK, et al., 2011.〔文献132）〕より著者訳，作成

8割以上が魚介類に由来する。そこで，バドミントン日本代表の男子選手に魚介類の摂取を増やすように栄養指導し，1日あたりのビタミンD摂取量を6.8 µgから8.9 µgに増加させたときの血清25-ヒドロキシビタミンD濃度を示したものが，図2-35である[135]。介入により，濃度は16.9 ng/mLから20.8 ng/mLに増加しているが，なおビタミンD不足と判定されるレベルにある（ビタミンDの不足・欠乏の判定については次項を参照）。このように，目安量である8.5 µg/日の摂取だけでは，ビタミンD充足には不十分なのかもしれない。

目安量の算定で参照したアメリカ・カナダの食事摂取基準[136]では，ビタミンDの推奨量は15 µg/日となっている。また，競技選手に対する摂取量としては，15〜20 µg/日が推奨されており[127]，15 µg/日は摂取する必要があると考えられる（p.56表2-13）。ただしこの量は，日照により皮膚で産生されるビタミンDの量を考慮していない。

表2-14に，600 cm²の皮膚が5.5 µgのビタミンDを産生するために必要な日照時間を示した[28]。沖縄〜関東地方では，冬季においても昼休憩を兼ねて正午あたりに日光

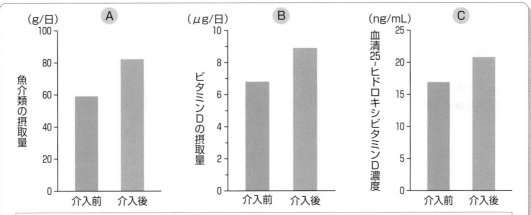

ビタミン D の主な摂取源である魚介類の摂取量（A）を増やし，ビタミン D の摂取量（B）を増やすよう指導することによって，ビタミン D 栄養状態を示す血清25-ヒドロキシビタミン D 濃度（C）がわずかに改善する。各 P <0.05

図2-35　1年間の栄養介入による血清25-ヒドロキシビタミンD濃度の変化

出典）井上なぎさ　ほか，2019.〔文献135）〕より著者作成

表2-14　5.5 µgのビタミンDを産生するために必要な日照時間（分）

都　市（緯度）	7月			12月		
	9時	12時	15時	9時	12時	15時
札　幌（北緯43度）	7	5	13	497	76	2742
つくば（北緯36度）	6	4	10	106	22	271
那　覇（北緯26度）	9	3	5	78	8	17

※各時間は，7月または9月に各地域において，600 cm²の皮膚（体重70 kgの者が通常の生活のなかで日照曝露を受ける顔および両手の甲の面積）が5.5 µgのビタミンDを産生するために必要な日照時間（晴天時）として推定されたものである。
出典）厚生労働省，2020.〔文献28）〕，p.181を改変

VDDQ-J　記入日　20　　年　　月　　日　　　　　　　　　　　　　　　　ID（　　　　）

（ビタミンD欠乏判定の質問票）　　　　　　　　該当する選択肢の点数に○を付けてください。　点数

質問	選択肢	点数
1）あなたの年齢は？	1．50歳以上	0
	2．40歳以上50歳未満	0
	3．40歳未満	5
2）あなたの性別は？	1．男性	0
	2．女性	8
3）今の季節は？	1．春（4月〜6月）	4
	2．夏（7月〜9月）	0
	3．秋（10月〜12月）	4
	4．冬（1月〜3月）	7
4）運動（スポーツ）をどれくらいしますか	1．全くしない	7
	2．月1〜2回	5
	3．週1回	0
	4．週2回以上	0
5）この12ヶ月間の日焼け有無と日焼け止め使用有無について ※「日焼け無し」または「日焼け止めをいつも（毎日）〜たいてい（5，6日／週）使用」の選択で判断します（日焼けとは，肌が黒くなることをさします。）	1．「日焼け有り」で「日焼け止め使用無し」	0
	2．「日焼け有り」で「日焼け止め使用有り」	2
	3．「日焼け無し」で「日焼け止め使用無し」	2
	4．「日焼け無し」で「日焼け止め使用有り」	9
6）この3ヶ月間に，軽装で日光を浴びたことはどれくらいありますか？ ※軽装とは，腕や足などが出るような服装を指します。	1．いつも（毎日）	0
	2．たいてい（5，6日／週）	0
	3．ときどき（3，4日／週）	0
	4．まれに（1，2日／週）	6
	5．全くない（1日未満／週）	9
7）以下の魚の普段の摂取頻度についてお答えください。 　さけ（目安：1切れ100g 32.0μg） 　いわし（目安：中1尾50g 16.0μg） 　さんま（目安：1尾100g 14.9μg） 　カレイ（目安：1切れ100g 13.0μg） 　ウナギ（目安：1串100g 19.0μg） 　ニシン（目安：1切れ100g 22.0μg） 　いさき（目安：1尾100g 15.0μg） 　かわはぎ（目安：1尾50g 21.6μg） ※例えば，「さけ」を週に2回，「いわし」を週に1回食べる場合には，週3回の摂取となり，「週に2回以上」の0点に○が付きます。	左の魚類の摂取頻度 1．週に2回以上 2．週に2回未満	0 9
参考）ビタミンDを含む複合ビタミン剤やサプリメントを飲んでいますか？	はい いいえ	—※
	合計点（質問項目1〜7の点数を足した値）	
31点以上でビタミンD欠乏の可能性が高いです		点

※参考）でビタミンDのサプリメントを飲んでいるが「はい」の場合には，ビタミンD欠乏の可能性は低くなります。

図2-36　ビタミンD欠乏判定簡易質問票

出典）桑原晶子　ほか，2019．〔文献137〕〕

浴を数十分行えば，5 µg程度のビタミンDが体内で産生される。一方，冬季の東北（北緯40度以北）〜北海道地方では，日光浴によるビタミンDの産生には，あまり効果を期待できない。そのため，これらの地域に居住し，ビタミンD不足状態にある選手に，どうしても食事による改善がみられない場合には，サプリメントの摂取も考えるべきだろう。

（3）選手のビタミンD栄養状態

ビタミンD栄養状態は，血清25-ヒドロキシビタミンD濃度（半減期は約3週間）が，30 ng/mL以上で充足，30 ng/mL未満で不足，20 ng/mL未満で欠乏と判定される[137]。また，血液を採取できない場合を考慮して，日本人向けにビタミンD欠乏判定簡易質問票も開発されている（図2-36）。この質問票では，31点以上でビタミンD欠乏の可能性が高いと判定される[137]。

世界各国の選手のビタミンD栄養状態を評価した系統的レビュー[138]では，2,313名の選手のうち，56％の選手がビタミンD不足であったと述べられている（この研究では血清25-ヒドロキシビタミンD濃度が32 ng/mL未満をビタミンD不足と判定している）。一方，日本では，上述のバドミントン日本代表選手39名全員がビタミンD不足であったことが報告されている[135]。一般人においても，大規模なコホート研究（対象者1,683名）で，81％の対象者がビタミンD不足と判定されており[139]，日本人ではビタミンDが充足している者は多くない。ビタミンDは紫外線照射によって体内で産生されるため，居住地域の緯度が高い（北緯40度以北），季節が冬である，主に屋内で練習しているなどの条件にあてはまる選手は，ビタミンDの栄養状態に特に注意すべきである。

7．ミネラル

発汗を介した損失の増大や，組織量の増大に伴う需要の増加によって，選手は一般の人よりもミネラルの必要量が増加する。ミネラルの摂取量が不足すると，外傷や障害のリスクが上昇したり，パフォーマンスが低下したりする可能性がある。本節では，13種類のミネラルのうち，骨の強化にかかわるカルシウムと，全身への酸素運搬にかかわる鉄に焦点をあてる。表2-15には，これらのミネラルの目標摂取量を示した。

表2-15　ミネラルの目標摂取量（1日あたり）と主な摂取食品

ミネラル	目標摂取量（mg）	含量が多い食品（100 gあたりの量（mg））
カルシウム	1,000〜1,500 [145-147]	脱脂粉乳（1,100），プロセスチーズ（630），しらす干し（520），いわし丸干し（440），さばの水煮缶（260），こまつな（150），木綿豆腐（120），牛乳・ヨーグルト（100〜120）
鉄	男性 10〜18 [140, 153, 154] 女性 12〜20 [140, 153, 154]	乾燥ひじき（鉄窯煮で58），豚レバー（13），鶏レバー（9），卵黄（6），しじみ（5.3），いわし丸干し（4.4），油揚げ（4.2），あさり（3.8），牛ヒレ肉（2.5），かつお（1.9）

※目標摂取量の値，右上の数字は参考文献を示す。

　そのほかのミネラルについては，選手の必要量は明確になっておらず，不足・欠乏状態でなければ，摂取量の増加によってパフォーマンスが向上することはない。そのため，日本人の食事摂取基準[28]を参照し，摂取不足にならないように注意してほしい。

７．１　カルシウム
（１）カルシウムの役割とパフォーマンス
１）カルシウムの役割
　カルシウムは，体重の１〜２％を占め，その99％は骨や歯に，残り１％は血液や組織に含まれている。カルシウムは，骨や歯の形成に重要なほか，血液凝固，神経伝達，筋収縮にもかかわっている。

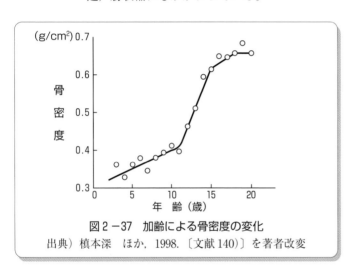

図２−37　加齢による骨密度の変化
出典）槇本深　ほか，1998.〔文献140)〕を著者改変

２）骨の強化とカルシウム
　ヒトの骨量は20歳前後で最大に達し，その後は基本的に増加することはない。骨量がもっとも増えるのは，身長が急激に伸びてから１〜２年（小学生高学年〜中学生の時期）である（図２-37)[140]。この期間に十分に骨量が得られていないと，トレーニング強度が高まる中高生の時期に，疲労骨折が起こりやすくなる（図２-38)[141]。骨基質は主にコラーゲン（たんぱ

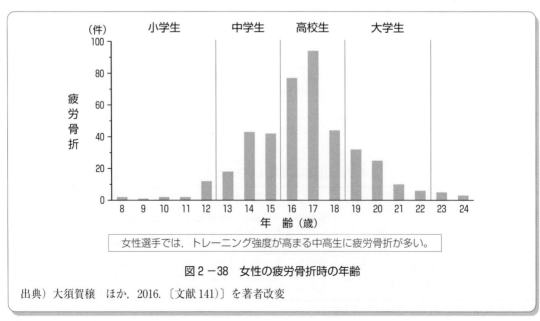

女性選手では，トレーニング強度が高まる中高生に疲労骨折が多い。

図２−38　女性の疲労骨折時の年齢

出典）大須賀穣　ほか，2016.〔文献141)〕を著者改変

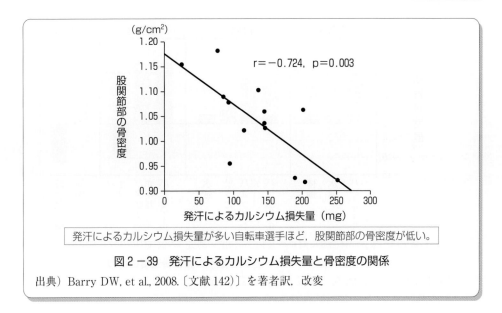

図2-39　発汗によるカルシウム損失量と骨密度の関係

出典）Barry DW, et al., 2008.〔文献142)〕を著者訳，改変

く質）とリン酸カルシウムによって構成される。そのため，カルシウムに加えて，たんぱく質，ビタミンD（第6節を参照），ビタミンK（骨形成にかかわる）を，ジュニア期から十分に摂取し骨を強化しておくことが，骨折を防ぐための栄養管理の基本となる。

　夏季や長時間のトレーニングなど，発汗量が多くなるときには，皮膚からのカルシウム損失が増加する。図2-39に示したように，皮膚からのカルシウム損失量の増加は，骨密度の低下と関連することが報告されている[142]。そのため，カルシウム摂取量が十分な選手でも，特に発汗量が多いときには，カルシウムの摂取量を通常よりも増やす必要があると思われる。

3）運動と骨

　骨密度は一般的に，選手の方が一般の人よりも高い（図2-40）[143]。これは骨に荷重がかかるトレーニングによって，骨形成が促進され，骨密度が増加するためである。しかし，すべての競技の選手の骨密度が，一般の人の骨密度よりも高いわけではなく，水泳や陸上長距離走などの一部の競技には，一般の人よりも骨密度が低い選手が存在する（図2-40）。これらの選手には，骨折を起こさせないためにも，食事による栄養管理が特に重要となる。

　骨密度が低い傾向にある持久系競技や審美系競技の選手には，体重は軽い方がパフォーマンスは高くなるという主観から，食事量を極端に制限し，利用可能エネルギー不足（第1節参照）になるものが多い。利用可能エネルギー不足は，骨形成を低下させるが，女性の場合これに加えて，エストロゲン分泌の低下によって骨吸収の増加が起こる。このように，骨の成長や骨折の予防には，消費量や成長分に見合った十分なエネルギーを摂取することが重要である（詳細は第1節を参照）。

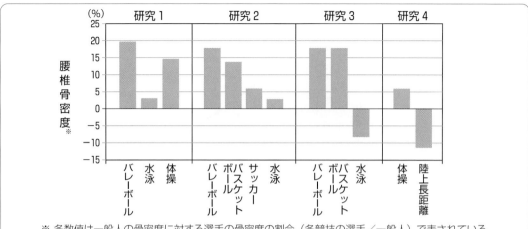

※ 各数値は一般人の骨密度に対する選手の骨密度の割合（各競技の選手／一般人）で表されている。

図2−40　一般人と選手の腰椎骨密度の比較

出典）北川薫　ほか，2005.〔文献143)〕を著者改変

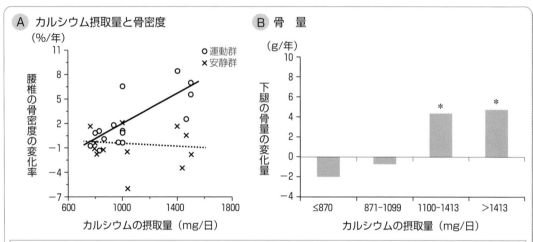

摂取量がおおよそ1,000 mg/日を下回ると，運動が骨密度を高める効果や骨量を増やす効果がみられなくなる。
＊$p < 0.05$ vs. 粗大運動ではなく微細運動を中心に行う幼児

図2−41　カルシウム摂取量と骨密度や骨量の関係

出典）Specker BL, 1996. および Specker B, et al., 2003.〔文献144), 145)〕を著者訳，改変

（2）カルシウムの目標摂取量

　　骨代謝が活発であり，カルシウム排泄量が多い傾向にある選手は，十分な骨量を獲得し，これを維持するために，日本人の食事摂取基準[28)]における推奨量よりも多くのカルシウムを摂取する必要があると考えられる。運動が骨密度を高める効果は，1,000 mg/日未満の摂取では認められにくい（図2-41）[144, 145)]。また，栄養とパフォーマンスに関する共同声明[146)]では，利用可能エネルギー不足となっている選手には，1,500 mg/日のカルシウム摂取が推奨されている。そのため，1,000〜1,500 mg/日

が目標摂取量になると考えられる。なお，日本人の食事摂取基準[28]において，カルシウムの耐容上限量は2,500 mg/日となっている。

（3）リンの過剰摂取に注意

　食品中のリンは，そのほとんどがたんぱく質と結合しているため，たんぱく質を一般の人よりも多く摂取する選手は，リンの摂取量も多くなる。また，リンは加工食品の食品添加物にも使用されている。リンの過剰摂取は，腸管でのカルシウム吸収を抑制し，骨吸収を促進する副甲状腺ホルモンの分泌を促進する。したがって，骨の強化のためには，選手はリンを過剰摂取しないように注意すべきである。

７．２　鉄
（1）鉄の役割とパフォーマンス
1）鉄の役割

　体内の鉄（一般成人で3〜4g）は，約60％が赤血球中のヘモグロビンに機能鉄として，約30％が肝臓や脾臓に貯蔵鉄（フェチリンなど）として，残り約10％が組織鉄（ミオグロビンや電子伝達系の酵素などの構成成分）や血清鉄（多くはトランスフェリンと結合）として存在している（図2-42）[147]。この分布からは，骨格筋などの組織への酸素の供給や，各組織における有酸素性のATP産生に，鉄が重要な役割を果たしていることがわかる。そのため，体内における鉄の減少は，特に持久系競技のパフォーマンスを低下させると考えられる。

2）鉄の栄養状態とパフォーマンス

　貧血（血中ヘモグロビン濃度の低下）にはさまざまな種類があるが，選手にもっとも多いのは，鉄欠乏性貧血である。体内の鉄は，「貯蔵鉄→組織鉄と血清鉄→機能鉄」の順に減っていく。貯蔵鉄が減った状態は貯蔵鉄欠乏と，これに加えて組織鉄や血清

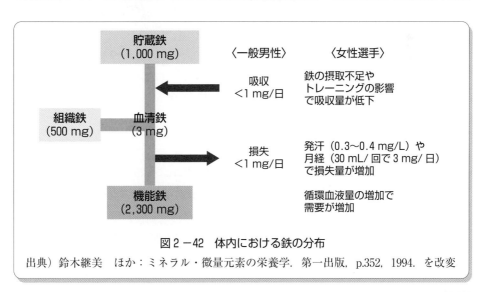

図2-42　体内における鉄の分布

出典）鈴木継美　ほか：ミネラル・微量元素の栄養学．第一出版，p.352, 1994. を改変

鉄が減った状態は，潜在性鉄欠乏とよばれる。鉄欠乏性貧血は，潜在性鉄欠乏の後，機能鉄（ヘモグロビン）が減った最終段階といえる。鉄の栄養状態の判定基準を表2-16に示す[147]。

　ヘモグロビンが減少する鉄欠乏性貧血では，酸素運搬能力が低下するため，全身持久力が低下するが，貧血を改善すると，全身持久力も回復する（図2-43）[148]。また，潜在性鉄欠乏では全身持久力は低下しないが，鉄欠乏を改善すると，主観的な疲労感が軽減される[149]。そのため，選手がパフォーマンスを維持するためには，最悪でも貯蔵鉄欠乏の段階までにとどめておく必要があると考えられる。

3）一般人における鉄の損失と吸収

　体外への鉄の損失は，発汗や腸管上皮細胞の剥離によって起こるため，通常は1mg/日未満と多くはない（女性は月経が起こるため，男性よりも損失量は多い）。一方，鉄は食事からの吸収率が約10％と低く（吸収量は1mg/日程度），鉄を含む食品を摂取しないと，摂取不足になりやすい。

表2-16　鉄栄養状態の判定基準

血液検査の項目	鉄栄養状態			指　標
	貯蔵鉄欠乏	潜在性鉄欠乏	鉄欠乏性貧血	
血清フェリチン濃度　（g/dL）	＜ 12	＜ 12	＜ 12	貯蔵鉄
トランスフェリン飽和度（％）	≧ 16	＜ 16	＜ 16	血清鉄
血中ヘモグロビン濃度（g/dL）	≧ 12	≧ 12	＜ 12	機能鉄

出典）James DC, et al.: Measurements of iron status: a report of the International Nutritonal Anemia Consultative Group. Nutrition Fundation, 1985.を著者訳，改変

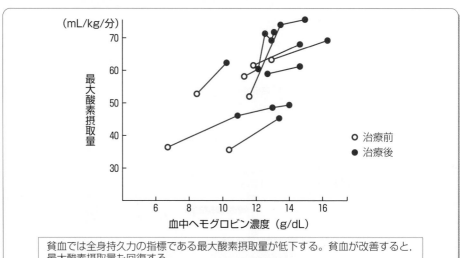

貧血では全身持久力の指標である最大酸素摂取量が低下する。貧血が改善すると，最大酸素摂取量も回復する。

図2-43　血中ヘモグロビン濃度と全身持久力の関係

出典）河原貴，2015.〔文献148)〕を改変

4）選手における鉄の損失と吸収

　トレーニングを継続すると，赤血球（ヘモグロビン）などをつくるために鉄の需要が高まる。また，汗には一般に0.3〜0.4 mg/L（多い場合は1.0 mg/L）の鉄が含まれており，大量の汗をかく夏季トレーニングでは，鉄の損失が多くなる。さらに，持久的なトレーニング後には，鉄の吸収が30〜40％程度低下することも報告されている[150]。このように，選手は，鉄の要求量が増加するにもかかわらず，鉄の排泄量も増加し，吸収量が低下する傾向にあるため，鉄栄養状態が悪化しやすい（図2-43）。

　トレーニングが鉄の吸収を抑える原因として最近注目されているのが，ヘプシジンである。ヘプシジンは，主に肝臓で産生されるペプチドホルモンであり，小腸（十二指腸）での鉄の吸収を抑制するはたらきがある（第4節参照）。ヘプシジンの分泌は，朝よりも夕方に多く[151]，トレーニングの種類にかかわらず，運動の3〜6時間後にピークに達する[152]。このようなヘプシジン分泌の特徴からは，夕食だけでなく，特に朝食において，鉄を多く含む食事をとり入れるとよいことが考えられる。

（2）鉄の目標摂取量

　鉄栄養状態を良好に保つために，選手は推奨量よりも多くの鉄を摂取する必要があると考えられる。日本人の食事摂取基準[28]は，男性7.5〜10.0 mg/日，女性（月経あり）10.5〜12.0 mg/日の摂取を，栄養とパフォーマンスにおける共同声明[74]は，男性8 mg/日以上，女性18 mg/日以上の摂取を，日本陸上競技連盟のガイドライン[11]は，男女問わず15〜18 mg/日の摂取を推奨している。これらを参考にすると，鉄の目標摂取量は男性10〜18 mg/日，女性12〜20 mg/日と考えられる。

　この値は日本人の平均摂取量よりも高くなっている。まずは推奨量に近い下限の摂取量を目標にし，その後に摂取量を上限に近づけていくことが現実的といえる。

（3）食事での配慮

　食事からの鉄は，動物性食品に多く含まれるヘム鉄と植物性食品に含まれる非ヘム鉄に分けられる。吸収率はヘム鉄が約20％，非ヘム鉄が約5％である。非ヘム鉄はビタミンCによって2価鉄に還元されると，吸収率が高まる。そのため食事には，ヘム鉄を多く含む赤身の肉や魚に加えて，植物性食品として豆類やきのこ類・海藻類を食べる場合は，ビタミンCが豊富に含まれる緑黄色野菜や果物を取り入れることが望ましい。一方，鉄の吸収を阻害するタンニンやフィチン酸は，コーヒーや紅茶，緑茶に含まれる。貧血予防のためには，これらの食事中の摂取や多飲は避けることをすすめる。

　運動後には鉄の吸収が低下するが，エネルギー不足の状態では吸収がさらに低下することが指摘されている[153]。ヘモグロビンがたんぱく質であることも考慮し，選手は十分なエネルギーとたんぱく質を摂取することを心がけてほしい。また，赤血球の合成には，ビタミンB$_6$，ビタミンB$_{12}$，葉酸がかかわるためこれらのビタミンの摂取状況にも留意する必要がある。

8．水

　成人における身体の構成成分の約60％は水（体液）であり，電解質やたんぱく質など栄養素の溶媒となり，物質を運搬する循環や体温の維持などの役割を担っている。生体内では，水分の摂取と排泄の出納が行われている。水分は，飲料水や食物中に含まれる水分，食物を消化・吸収する際の栄養素の代謝の過程で水（代謝水）を得ることができる。水分の排出では，呼気や体表面から無意識のうちに水分が蒸発される不感蒸散，排便や尿，発汗が行われる。

　汗の主な成分はナトリウム，カリウム，カルシウム，マグネシウム，塩化物などの電解質である。運動などの身体活動では，深部体温の上昇に対して発汗量を増加させることで深部体温を低下させる。しかしながら，体水分量の減少が大きい暑熱環境や発汗しにくい多湿環境などの要因が重なることで，脱水や熱中症のリスクが高まる。これらは，パフォーマンス低下の要因にもなることから，運動時に水分や電解質を補給し，予防を行う必要がある。

8．1　運動時の体温調節

　体温は，深部からなる深部体温，筋肉や皮膚，脂肪組織など体表面に近い外殻温度に分けられる。体温は，サーカディアンリズムや運動などの身体活動，外部環境によって変化するが，深部体温は約37℃から大きく変化しないように調節されている（図2-44）[154]。運動の実施によって深部体温は上昇するが，深部体温が39.8℃に達すると運動の継続が不可能となる[155]。このことから，外部冷却や内部冷却を行って，深部体温の上昇を防ぐことが運動継続時間の延伸につながるといえる。

　体温は，熱産生と熱放散による熱平衡によって調節されている（図2-45）。摂食行

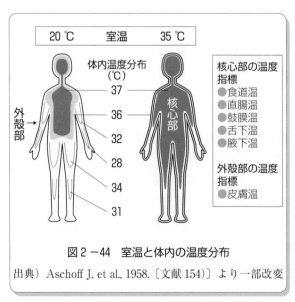

図2-44　室温と体内の温度分布

出典）Aschoff J, et al., 1958.〔文献154〕〕より一部改変

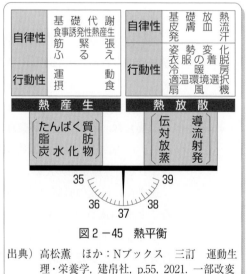

図2-45　熱平衡

出典）高松薫　ほか：Nブックス　三訂　運動生理・栄養学，建帛社，p.55，2021．一部改変

動は，食物からエネルギーを補給すること，食物を摂取することによる食事誘発性熱産生が起こることから，寒冷環境下での競技においては食事誘発性熱産生に着目した栄養サポートも有効であると考えられる。暑熱環境下では深部体温の上昇に伴って，パフォーマンスが低下する可能性があることから，深部体温の上昇を抑制するための内部冷却に着目した栄養サポートも有効であると考えられる。通常の環境とは異なる外部環境（寒冷，暑熱，高所）の長期間の曝露は，身体の適応（順化）を促すことから，気候や風土を考慮したトレーニング計画や栄養サポートも必要となる（第3章種目特性を参照）。

　運動時は体水分量を維持することが循環血液量の確保につながり，深部体温の上昇抑制に有効であるといえる。しかしながら，運動の実施に伴って，熱放散による発汗が行われるため，体水分は減少する。発汗による体水分量の低下は，血液量の減少に伴う心拍出量の減少による深部体温の上昇を誘発する[156]。深部体温の上昇抑制には，水分補給により体水分量を確保することが有効である[156]。発汗は水分のみではなく，電解質も喪失することから，運動時の水分補給では水分と電解質の補給が必要となる。

　熱中症は総称であり，熱失神，熱けいれん，熱疲労，熱射病の4つの病型が存在する（図2-46）。脱水や熱中症の予防策としては，湿球黒球温度（WBGT）を指標とした熱中症予防運動指針（図2-47）がまとめられているため，運動を実施する際には運動が可能な環境かどうかの検討を行う必要がある。冷飲料の摂取は，水分の補給に加

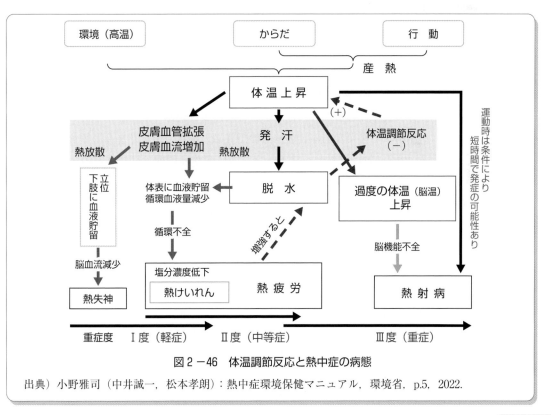

図2-46　体温調節反応と熱中症の病態

出典）小野雅司（中井誠一，松本孝朗）：熱中症環境保健マニュアル，環境省，p.5, 2022.

WBGT℃	湿球温度℃	乾球温度℃			
31	27	35	運動は原則中止	特別の場合以外は運動を中止する。特に子どもの場合には中止すべき。	1）環境条件の評価には WBGT（暑さ指標ともいわれる）の使用が望ましい。
28	24	31	厳重警戒（激しい運動は中止）	熱中症の危険性が高いので，激しい運動や持久走など体温が上昇しやすい運動は避ける。10〜20分おきに休憩をとり水分・塩分を補給する。暑さに弱い人※は運動を軽減または中止。	2）乾球温度（気温）を用いる場合には，湿度に注意する。湿度が高ければ，1ランク厳しい環境条件の運動指針を適用する。
25	21	28	警　戒（積極的に休憩）	熱中症の危険が増すので，積極的に休憩をとり適宜，水分・塩分を補給する。激しい運動では，30分おきくらいに休憩をとる。	3）熱中症の発症リスクは個人差が大きく，運動強度も大きく関係する。運動指針は平均的な目安であり，スポーツ現場では個人差や競技特性に配慮する。
21	18	24	注　意（積極的に水分補給）	熱中症による死亡事故が発生する可能性がある。熱中症の兆候に注意するとともに，運動の合間に積極的に水分・塩分を補給する。	
			ほぼ安全（適宜水分補給）	通常は熱中症の危険は小さいが，適宜水分・塩分の補給は必要である。市民マラソンなどではこの条件でも熱中症が発生するので注意。	※暑さに弱い人：体力の低い人，肥満の人や暑さに慣れていない人など。

図2−47　熱中症予防運動指針

出典）川原貴　ほか：スポーツ活動中の熱中症予防ガイドブック，日本スポーツ協会，p.15，2019.

えて飲料の温度自体が低いことから，深部体温を下げるためにも有効である。たとえば，微細な氷と水溶液を混合させた飲料であるアイススラリーは，深部体温を効率的に低下させること[157]や，暑熱環境下におけるアイススラリーの摂取は，深部体温の低下によって運動継続時間を延伸させることも報告されている[158]。

8．2　水分補給とパフォーマンス

　日々の練習においても，運動の実施に伴う深部体温の上昇は，脱水をまねきパフォーマンスに悪影響を及ぼすことが考えられる。このことから，日々の練習やトレーニングの質を高めるためには，水分補給により脱水や熱中症を予防し，パフォーマンスを維持する必要がある。体水分の損失は，身体にさまざまな影響を与え，症状を呈する（表2-17）。脱水とパフォーマンスに関する研究では，体重の2％の脱水によってパフォーマンスの顕著な低下がみられることが報告されている[159]。運動を開始して，大量の発汗や喉の渇きを感じた時点で1％の水分が損失したことになる。よって，練習を実施した際には，口渇感を感じる前に水分補給を行い，水分の損失を体重の2％以内にとどめる必要がある。

8．3　水分の適正摂取量
（1）水分の適正摂取量

　日本人の食事摂取基準[28]では，水分に関する記載があるものの，日本人における性別，年齢別の水分の摂取量の公表にとどまっており，目安量の策定は困難であると結論づけている。また，栄養とパフォーマンスに関する共同声明[74]や国際スポーツ栄養学会[29]の提言においても，水分摂取に関する記載があるものの，脱水や熱中症予防の

表2-17　体水分の損失率と症状

損失率	症　　状
1%	大量の汗，喉の渇き
2%	強い渇き，めまい，吐き気，ぼんやりする，重苦しい，食欲減退，血液濃縮，尿量減少，血液濃度上昇
	3%を超えると，汗が出なくなる
4%	全身脱力感，動きの鈍り，皮膚の紅潮化，いらいらいする，疲労および嗜眠（しみん），感情鈍麻，吐き気，感情の不安定（精神不安定），無関心
6%	手足のふるえ，ふらつき，熱性抑うつ症，混迷，頭痛，熱性こんぱい，体温上昇，脈拍・呼吸の上昇
8%	幻覚，呼吸困難，めまい，チアノーゼ，言語不明瞭，疲労困憊，精神錯乱
10～12%	筋けいれん，ロンベルグ徴候（閉眼で平行失調），失神，下の膨張，せん妄および興奮状態，不眠，循環不全，血液および血液減少，腎機能不全
15～17%	皮膚がしなびてくる，飲み込み困難（嚥下不能），目の前が暗くなる，目がくぼむ，排尿痛，聴力損失，皮膚の感覚鈍化，舌がしびれる，眼瞼硬直（がんけん）
18%	皮膚のひび割れ，尿生成の停止
20%	生命の危機，死亡

出典）奥恒行 ほか：健康・栄養科学シリーズ基礎栄養学，南江堂，p.229，2012. をもとに著者作成

ための水分補給に関する記述が多いことから，運動時には脱水および熱中症の予防を念頭においた水分摂取が望まれる。運動前日からの水分補給については，運動の前夜に500 mL，起床時に500 mL，運動開始20～30分前に400～600 mLの冷水またはスポーツドリンクを摂取することが推奨されている[29]。効率的な水分補給を行うためには胃内の排出速度を考慮し，身体への吸収速度を高める必要がある。なお，胃内の排出速度は，浸透圧，補給量，運動強度などの要因から影響を受ける。

（2）水分摂取に用いる飲料の組成

運動時では，体温の上昇および運動環境の影響により，脱水や熱中症となるリスクが高まる。脱水は体内の状態によって高張性脱水，等張性脱水，低張性脱水がある。高張性脱水は電解質よりも水分の喪失が多く，高ナトリウム血症となり，体液が濃い状態となる。この場合は，水分の補給を重視する必要がある。等張性脱水は電解質と水分が同程度喪失しており，体水分が相対的に減少している。低張性脱水は電解質が水分よりも多く喪失しており，低ナトリウム血症となり，体液が薄い状態となる。電解質が含まれていない水を多量に飲むことで生じることから運動時に起こりやすい脱水であるといえ，電解質が多く含まれている飲料を摂取する必要がある。このように運動と飲水状況によって，さまざまな脱水に至ることから，選手の状態にあわせて飲料の組成を考慮した補給が必要となる。

水分補給の際には，脱水の状況に合わせて飲料の浸透圧を考慮して補給することが望ましい。血漿の浸透圧は約285 mOsm/Lであり，血漿と浸透圧が同等な液体を等張液，これよりも低い液体を低張液，高い液体を高張液とよび，水分の吸収速度は低張

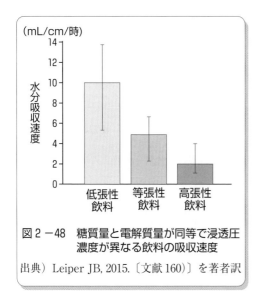

図2-48　糖質量と電解質量が同等で浸透圧濃度が異なる飲料の吸収速度

出典）Leiper JB, 2015.〔文献160)〕を著者訳

性飲料がもっとも速い（図2-48)[160]。糖質濃度は4～8％が水分補給の際の至適濃度であるため，運動で消費したエネルギーを考慮したうえで糖質濃度を調整する必要がある（図2-49)[161]。市販のスポーツドリンクは入手が容易であり，吸収されやすい糖質濃度（4～8％），塩分濃度（0.1～0.2％）に調整されていることから運動時の補給に好ましいといえる。そのため，熱中症予防では塩分濃度の目安を0.1～0.2％とする。ただし，長時間の運動など多量に発汗する場合やナトリウムの損失が多く熱けいれんがみられる場合は，生理食塩水（0.9％）の浸透圧は計算上285 mOsm/Lであり，生理食塩水に近い濃度の水分を補給することが望ましい。

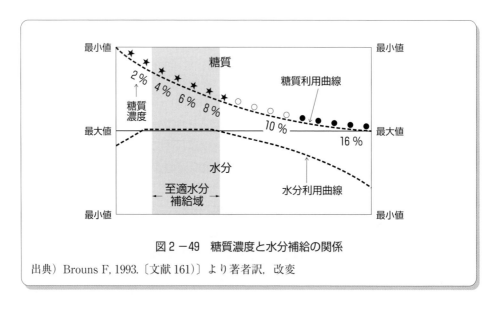

図2-49　糖質濃度と水分補給の関係

出典）Brouns F, 1993.〔文献161)〕より著者訳，改変

（3）飲料の補給量と吸収速度

　水分補給に加えて，飲料から糖質，電解質を補給する場合には，飲料の補給量と吸収速度についても留意しなければならない。胃内排出速度は，胃内に約600 mL以上の貯留となった場合に排出速度が低下することが報告されている[162, 163]。また，濃度の高い飲料の摂取は，胃内で等張に希釈されてから移送されるため胃内排出速度の低下がみられる[163]。このことから，運動前と運動中の大量の水分摂取は，胃内排出速度の低下に伴う消化・吸収の遅延を起こすため，少量・頻回の補給が望ましい。暑熱環境下の運動では，脱水予防のために電解質が多く含まれている飲料，エネルギー補給のため糖質量の多い飲料の補給が必要となる。運動条件によっては，補給しなけれ

ばならない糖質量，電解質量も増加するが，濃度の高い飲料は消化・吸収に逆効果となる場合もあるため，注意が必要である。

８．４　運動現場における水分補給のサポート
（１）体水分の減少量の把握と水分補給量の目安

　体水分量の減少の程度は，運動時における発汗量を算出することで評価することができるため，発汗により損失した水分量を最低限補給しなければならない。

運動時の発汗量（kg）＝体水分減少量（kg）＝
　　運動前の体重（kg）－ 運動後の体重（kg）＋ 飲水量（kg）－ 排尿量（kg）
（川原貴ほか：スポーツ活動中の熱中症予防ガイドブック，日本スポーツ協会，2019より改変）

　水分補給は，少なくとも体重の減少した分の補給が必要となるため，選手個人やチームで練習前後に体重計測を行い，不足分を補給することが望ましい。また，水分の補給方法が妥当であったかを評価することも重要である（図2-50）。練習時に水分補給を行ったのちに排尿した際には尿の色を確認する（日本スポーツ栄養協会：スポーツ栄養Web，https://sndj-web.jp/news/001906.php）。濃い色の尿や尿量が少量であれば

		記入開始日		記入者		選手名		
練習日	運動前体重 ＋ (kg)	飲水量 － (kg)	尿量 － (kg)	運動後体重 ＝ (kg)	発汗量 (kg)	運動後補給量 (kg)	尿の色	備　考
／	＋	－	－	＝			□ 薄い □ 濃い	
／	＋	－	－	＝			□ 薄い □ 濃い	
／	＋	－	－	＝			□ 薄い □ 濃い	
／	＋	－	－	＝			□ 薄い □ 濃い	
／	＋	－	－	＝			□ 薄い □ 濃い	
／	＋	－	－	＝			□ 薄い □ 濃い	
／	＋	－	－	＝			□ 薄い □ 濃い	
／	＋	－	－	＝			□ 薄い □ 濃い	
／	＋	－	－	＝			□ 薄い □ 濃い	
／	＋	－	－	＝			□ 薄い □ 濃い	
／	＋	－	－	＝			□ 薄い □ 濃い	
／	＋	－	－	＝			□ 薄い □ 濃い	
／	＋	－	－	＝			□ 薄い □ 濃い	
／	＋	－	－	＝			□ 薄い □ 濃い	
／	＋	－	－	＝			□ 薄い □ 濃い	
／	＋	－	－	＝			□ 薄い □ 濃い	

図2-50　水分補給シートと水分評価の例

水分補給方法の再検討が必要であり，薄く多量の尿であれば水分補給が的確に実施できていることが簡易的に確認できる。合宿や遠征時などでは，尿比重計を用いて早朝尿の尿比重を測定することで脱水の程度を把握することも可能であるため，選手のコンディション評価に有用である。状況を把握しながら水分量を管理することで選手の体調不良の予防につなげることができる。

（2）飲水習慣と環境整備

　水分を補給して体水分量を確保することは，パフォーマンスの維持に有効である。しかしながら，選手のなかには飲水を頻繁に行わない者もおり，その理由は「喉が乾かない」，「水が好きではない」などさまざまである。競技種目にもよるが，少なくとも練習や試合の継続時間が長い競技であれば水分の補給が必要となるため，飲水習慣の形成についても指導を行う必要がある。その一例として，オリジナルドリンクの作成があげられる（図2-51）。運動時の水分補給に好ましいとされる飲料の組成からチームや選手個人でドリンクを試作，導入することにより，選手自身が栄養に興味をもつきっかけとなることから，栄養教育の一貫にもなる。飲水温度は，冷飲料の方が好まれ飲水行動につながり，深部体温の低下にも貢献できるため常温よりも低温の方が好ましい。なかには，スポーツドリンクなどは甘すぎて苦手だという選手も少なくない。そのような場合には，糖質や電解質の補給用のボトルとマウスリンスができる水のボトルをあわせて準備しておくと補給が簡便となる。競技種目や競技を実施する場所によっては，飲水できる機会なども減ることから飲水環境を整える必要もある。

オリジナルスポーツドリンク　MA-1

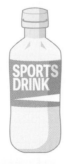

〈レシピ例〉

水　　　　　：950 mL
砂糖　　　　： 40 g（4％）
塩　　　　　：　1 g（0.1％）
フレーバー　： 20 mL
（ジュース）

フレーバーごとの選手の反応（例）
　りんご　：飲み飽きしない
　ぶどう　：歯磨き粉の味
　オレンジ：おいしくない
　も　も　：ご褒美用
　レモン　：試合・合宿用　　など

・飲料の温度は10 ℃以下
・マウスリンス用の水ボトルも準備
・運動量にあわせて分量を調整

図2-51　オリジナルドリンクの試作例

コラム　食品メーカーにおけるスポーツ栄養士の業務

　私は，食品メーカーである森永製菓株式会社に所属しており，森永製菓が契約している選手をサポートする施設（inトレーニングラボ）のスポーツ栄養士としてはたらいています。契約選手は，プロとして活動している選手やオリンピアンなど，パフォーマンスが非常に高い選手です。

　主な業務は，担当選手の栄養サポートです。「in トレーニングラボ」は，スポーツ栄養士とトレーナーがチームとなってサポートを行う施設であるため，日ごろから選手とスポーツ栄養士とトレーナーでコミュニケーションを図りながら，スポーツ栄養士の立場からのアドバイスやサポートを行っています。日常のコンディショニングはもちろんのこと，海外遠征が多い選手の場合は，その国にあわせた食事の摂り方やアドバイスを行います。栄養サポートとしてめざすところは，選手がベストパフォーマンスを発揮し，求める結果を出すことです。そのため，栄養面以外にもパフォーマンスにかかわる部分について検討する場合もあります。たとえば，なかなか疲れがとれないことを課題と感じている選手に，日々のスケジュールをヒアリングすると，練習時間が長く，昼食は練習の合間の短い休憩時間に食べており，帰宅後の夕食も20時以降と遅く，就寝前に練習の動画を見て，寝る直前まで競技のことを考えていました。そのことから，常に交感神経が有意な状態が続き，食事の吸収もよくなく，睡眠の質も下がる可能性が考えられました。そこで，昼食の時間を最低でも20分以上確保する，練習時間を調整して夕食を早めに食べる，就寝前ではなく，朝の移動時に動画を見るなど，コーチや選手とも相談しながら，課題解決に向けて検討しました。また，栄養サポートは，毎日の生活のなかにある食事にかかわるので，より生活に密着したものになると考えています。そのため，適切な食事が摂れるようになるだけでなく，一人ひとりの性格や，生活環境，スケジュールなどもできる限り理解し，相手の立場になって考え，そのときに必要なアドバイスができるように心がけています。

　スポーツ栄養士としての仕事の魅力は，選手自身が目標としていた結果を出して，喜んでいる（ほっとしている）姿を見られたときに，「選手が喜ぶことができて本当によかった。そして，私自身もこの仕事をしていてよかった」と感じられることだと思います。一人では得ることのできない感情を共有できることも，選手のサポートの魅力だと思います。

　次は，仕事の難しさについてです。スポーツ栄養の分野では，さまざまなエビデンスが日々更新されていますが，それが選手の「今」の状況にあうかどうかはわかりません。そのため，担当の選手にベストだと思うことを考えて提案するのですが，それがうまくあう場合もあればあわないこともあります。日々，悩み考えながらサポートを行うことがやりがいでもあり，難しさでもあると思います。

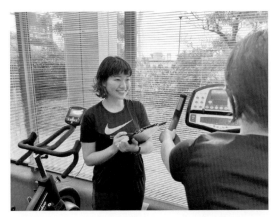

職場でのようす

　選手のサポート以外では，森永製菓の新商品の検討会や，健康経営の一環として社内に向けた栄養勉強会の実施，一般の方の健康にかかわる施策の提案など，選手のサポートで得たノウハウを社会に還元する仕事も行っています。企業に所属する栄養士であるからこそ，選手のサポートだけではない仕事も行うことができるため，幅広い知見を得ることができる環境であると思います。

　私は，スポーツ栄養士としての視点だけではなく，幅広いことに興味をもち，発言し，チャレンジすることが大切だと考えています。自分自身で経験したことは，大きな財産になると確信しているからです。たとえば，私は学生のころに海外旅行へ何度か行きましたが，それが今となっては，時差対策が大変なことや，トランジットの時間つぶしが意外と大変なこと，滞在場所によっては食べ慣れた食事がまったくないことなど…選手のサポート内容を考えるうえでも役立つ部分が多々あります。また，日々の生活でも，自身のやりたいことを発言していると，それが誰かの耳に入り，やりたいことへの道が開ける可能性もあります。新しいことにチャレンジしたり，やめたりすることも，ある程度自由に行いやすいのが学生の時期だと思います。今，勉強中の皆さんには，その特権を大いに活かし，興味をもったことにどんどんチャレンジしてほしいと思います。

森永製菓株式会社 in トレーニングラボ　三好　友香

コラム　給食会社におけるスポーツ栄養関連業務

　給食会社におけるスポーツ栄養の知識とスキルを活用する業務は，スポーツ施設等での食事提供のみと考えられがちですが，当社では，食事提供を伴わない栄養サポート業務も行っています。さらには，スポーツチームに対して「よりよい食環境にするための提案」，いわゆる営業もそれに相当すると考えています。

　当社が食事提供を引き受けているスポーツ施設は，主に運動部やスポーツチームの寮・クラブハウスです。単一競技が多いため，各チームの強化方針にきめ細かく対応することが可能です。そこでスポーツ栄養士は，チーム状況を詳細に把握し，給与栄養目標量や提供方法を決定するなど食環境整備方針を立案します。献立は，スポーツ栄養士，あるいはスポーツ栄養の知識をもった管理栄養士が担当し，調理・提供は，調理師や調理補助スタッフが行うことが基本です。ただし，喫食者数が少ないチームでは，スポーツ栄養の知識をもつ管理栄養士が献立作成から，調理・提供まで担うことがあります。

　単一競技であっても，選手数が多いチームでは，体格差や，減量・増量それぞれを希望する選手が混在，A・Bチームで異なる試合スケジュールなど，食事内容にレパートリーが求められることがあります。すべてに対応したいところですが，現実的には限られたスタッフ数，厨房設備，予算のなかで，何をどこまで行うかを考えなければいけません。制約のなかで，どうチームの勝利に貢献するかを考えることは難しいことですが，この業務のおもしろさでもあります。たとえば，体重階級制競技の少人数のチームで，2週間後の試合に向けてチームの半分の選手が減量を予定しているという状況があるとします。この場合，複数パターンの食事を準備できるとよいと考えると思います。しかし，少人数向けの食事提供は調理担当者数も少なく，調理工程が大幅に増えることは好ましくありません。したがって，調理方法は同じでも，エネルギー量の調整ができる献立を立案するという工夫が必要になるわけです。「食材の種類（たとえば肉の部位）を変える」あたりが，すぐに思い浮かぶ方法ですが，この工夫は一定期間続ける必要があり，多数のアイディアが必要です。ああしてあげよう，こうしてあげよう…といろいろと思い浮かべての献立作成は，とてもおもしろくやりがいのあるものです。

　食事提供を伴わない栄養サポート業務の具体的な内容は，集団栄養教育や個別指導，拠点外の食環境整備などです。集団栄養教育は，選手や選手をサポートする立場の方々に栄養の知識をもって

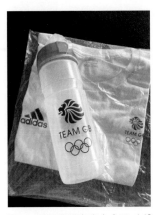

TeamGB 2020東京大会でイギリスのパフォーマンスロッジの食事提供を担当し，いただいたボトルとTシャツ

もらうために行います。また，集団教育などで得た知識を「自分はどう実践すればよいか？」を一緒に考え，実際の行動に落とし込むのが個別指導です。拠点外の食環境整備では，たとえば，合宿や遠征で利用する宿泊先で提供される料理内容の調整や，選手自身が調達しなければいけない状況であれば，あらかじめ活動地周辺のスーパーやコンビニエンスストア，レストランなどの調査を行うことです。これらの活動は目的を達成するために必要な食環境を整えることであり，考え方は食事提供業務に準じます。大会出場のための遠征であれば，宿泊先で提供される食事内容を高糖質食に調整します。強化合宿で1日中練習が組まれているのであれば，しっかりとエネルギー補給ができる料理を組み込む必要があります。その地方での食を楽しんでもらえるメニューを入れる場合，どのタイミングが適切か？　の検討を行います。これらサポート業務は，活動拠点で食事提供を行うなどして，チームの

状況を理解していることが必要です。なぜなら，スポーツ栄養学的に正しいことが，そのチームや選手の方針，嗜好にあうとは限らないからです。当社では，十分なスポーツ栄養の知識とマネジメントスキルが必要と捉え，スポーツ栄養士がその業務を担っています。

　最後に営業です。給食管理業務も，そのほかのサポート業務も，依頼がなければ仕事はありません。選手に対する栄養の重要性をしっかりと説明できるのは，スポーツ栄養士とスポーツ栄養の知識をもった管理栄養士です。営業は，食事提供や個別指導などといった"栄養士業務"ではありませんが，多くのスポーツチームや選手に影響を与えられる魅力ある仕事のひとつだと私は考えます。

　当社では「スポーツ栄養学を勉強したら，病院や高齢者施設，社員食堂での仕事が楽しくなった」という声があがっています。これは，栄養学の基本を再確認しつつ，スポーツ栄養という応用を学ぶことで，他分野への活用方法も知ることができたからだと考えています。管理栄養士・栄養士の役割は，栄養で人々の「思い通りに生きる」をサポートすることです。それは対象が選手でも，病気をもった方でも，若年者でも高齢者でも，給食会社からのアプローチでも，施設に直接雇用されている立場からでも変わらないはずです。スポーツ栄養士・スポーツ分野にかかわる管理栄養士・栄養士をめざして研鑽を積んだことをきっかけに，人々の「思い通りに生きる」ことを支える管理栄養士・栄養士仲間が増えることを期待しています。

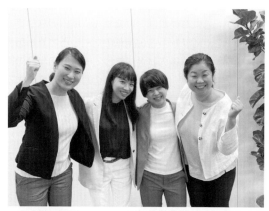

株式会社LEOCスポーツ栄養関連業務担当栄養士
（一番右が関根先生）

株式会社LEOCスポーツ栄養事業企画部　関根 豊子

第 3 章

状況に応じた留意事項

この章を学ぶ前に・・・
- 一般成人の減量計画を立てることができる
- エネルギー密度の高い食品と低い食品について理解している
- 保健機能食品，特別用途食品について説明できる

この章を学び終わると・・
- 選手における体重管理の方法が説明できる
- リカバリーのための食事について説明できる
- サプリメントの適切な使用方法について説明できる

1. 状況に応じた栄養サポートのポイント

　　選手の栄養を考えるときの特性として，種目やピリオダイゼーションを考慮することが必要である。また，目標量の設定においては，健康管理の視点だけでなく，競技力向上，トレーニング効果の最大化，試合におけるパフォーマンス発揮の視点が必要である。実際には，選手への栄養サポートはどのように選手の勝利や記録更新に貢献できるだろうか。準備期には，基本的な健康状態やコンディションの維持，その種目に適した身体づくり，トレーニング効果を最大にするための栄養補給として貢献できる（表3-1）。そのうえで，試合期においては，日ごろのトレーニング成果を最大限に発揮できるコンディショニングをサポートする。

　　選手の活動中にはさまざまな状況が生じる。体重のコントロールは競技種目に適した身体づくりにおいても重要であるが，階級制種目では試合に出るために体重の調整が必要になる。準備期においては，1日に複数回の練習や連日の練習があり，時期によっては，強度が高いあるいは量が多い練習を実施することもある。試合期にも，競技によっては1日に複数回の試合があることやトーナメント戦などで連日の試合をこなすこ

表3-1　栄養面からサポートしていること

全般的なコンディションの維持
- 貧血予防
- 骨折予防

適正な体格づくり
- 骨格筋量の適正化
- 脂肪量の適正化

トレーニング効果の向上
- 練習時のエネルギー補給
- 練習からの早期のあるいは完全な回復

競技時に最大能力が発揮できるようなコンディショニング
- コンディショニング
- 試合に必要な十分なエネルギー補給
- 複数回の試合時の早期の十分な疲労回復
- 階級制競技の体重調整

ともある。試合においては，最大の力を発揮するような極限の動きを行うことは当然であるし，競技種目によっては対戦相手との接触がある。準備期でも試合期でも，できるだけ早く身体を回復させることが必要である。また，外傷・障害を生じないように予防的な視点は通常から必要であるが，生じたときには，早期の回復についても考慮する。栄養素は食事から摂ることが基本であるが，さまざまな状況下では，必要に応じてサプリメントの使用を検討する。本章では，これらの選手が直面しやすい状況に応じた栄養サポートについて学ぶ。

　栄養サポートにおいて，医療，介護のいずれにおいても多職種連携の重要性が指摘されている。これはスポーツ栄養でも例外ではない。選手を支えるさまざまなスタッフとの綿密な連携は常に必要である（図3-1）。特に，上記のようなさまざまな状況への対処には，きめ細やかな連携によって，適切な栄養補給をすることが必要である。医療や介護で連携するスタッフは，医療系，パラメディカル，介護などの比較的，限られた領域のスタッフであり，基本的な医学や介護に関する共通の知識や認識をもっていることが多い。一方で，選手をとりまくスタッフは，スポーツ科学，トレーニン

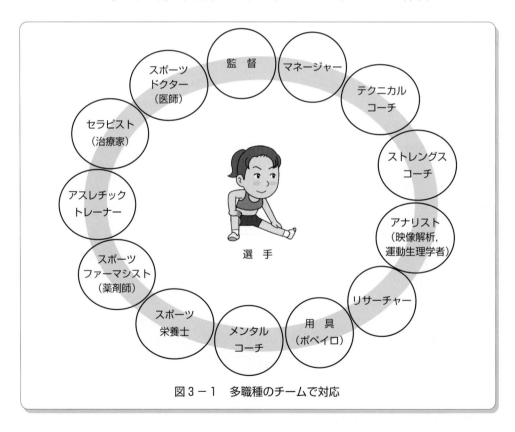

図 3 - 1　多職種のチームで対応

グ科学，医療系，道具などのメカニカル，戦術を分析するアナリストなど背景が多様なスタッフが存在する。よりよい連携のためには，ほかの職種にわかりやすい用語で説明をするとともに，ほかの職種が使う用語について理解をする努力も必要である。

2．体重管理と体重調整

2．1　選手における体重管理と体重調整

　選手の多くは日常の体調管理のひとつとして体重測定を行う。たとえば，暑熱環境下での練習や試合などではその前後に体重を測定することで水分補給が十分だったかを知るひとつの手がかりになるであろう。また，体内の水分が十分に回復できたと思っていても，翌朝起床時の体重測定で前日より体重減少が確認できれば，水分補給が不十分であることが予想される。その場合には，朝食などで十分な水分摂取や食事量の確保といった対策をとることができる。また，女性選手では月経周期と体重の増減との関係を把握しておくべきであろう。選手ごとに体調やパフォーマンスをよい状態で保つことができる体重があり，その範囲から大きく外れることがないように日ごろから食事内容の調整を行うなどで体重管理を行っていると思われる。

　その一方で，選手によってはパフォーマンスの向上，あるいは外傷・障害の予防のために減量が必要になる場合や，相手との接触プレーが多い競技では当たり負けしないように増量する場合があり，このような体重調整は比較的多くみられる。また，体重階級制競技では重量のアドバンテージを得るために出場階級にあわせて，減量や増量を行う場合もある。

2．2　身体組成の評価と活用

（1）身体組成

　各競技種目には，それぞれのパフォーマンスにおいて有利な体格がある。基本的な骨格を意図的に変化させることは難しいが，骨格筋量や脂肪量など身体の中身は食事やトレーニングによって変化させることが可能である。身体の中身の分類方法には，さまざまな方法があるが，体重を，体脂肪量と除脂肪量に分類することが多い（図3-2)[164]。脂肪の大部分は，貯蔵脂肪であり，皮下脂肪，内臓脂肪のほか，筋肉間にある分別可能な脂肪を示し，そのほとんどが中性脂肪である。それ以外に，細胞壁を構築するリン脂質や骨髄中，分別できない臓器中の脂肪などの必須脂質が存在する。体重のうち脂肪を除く部分を除脂肪量とよぶ。除脂肪量には，水分（細胞外液と細胞内液），たんぱく質，糖質，ミネラルが含まれるが，骨塩量を差し引いた部分を除脂肪軟組織量とよぶことがある。

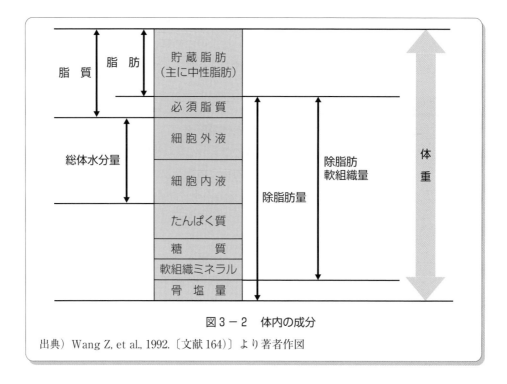

図3-2　体内の成分

出典）Wang Z, et al., 1992.〔文献164）〕より著者作図

（2）身体組成の評価方法

　体内の脂肪量と除脂肪量を測定する方法にはいくつかの方法があるが，現在，国内の現場で多く使用されている方法は，**生体電気インピーダンス法**であろう。生体電気インピーダンス法では，身体に電極を装着し微弱な交流電流を流し，そのインピーダンス（電気抵抗）値を測定している。1種類の低周波の電気を使用している機器もあるが，近年は低周波から高周波の複数の電流を使用している機器が多い。体内の組織は，細胞とその間を満たす細胞外液で構成されており，さらに細胞は細胞内液と細胞膜から構成されている。水分は電流を通しやすいので，低周波の電流は細胞間液を通過するが，細胞膜を通過することはできない。高周波の電流は，細胞膜を通過することができ，細胞内液と細胞外液の両方をあわせた身体の全水分量を測定できる。

　市販の機器では自動的に脂肪量や除脂肪量が表示されるが，この値は，より正確に身体組成を評価できる方法によって測定された値とインピーダンス値の関係から作成した推定式によって計算されている。インピーダンス値は，体内の水分量に依存し，除脂肪量を反映している。脂肪量は体重から除脂肪量を差し引いて推定しているので，除脂肪量や体水分量に比べると誤差が大きい。各機器で使用されている推定式は，そのメーカーやモデルによって異なり，式自体は公表されていない。競技選手向けにアスリートモードを有する機器もあるが，どのような選手のデータに基づいて策定した

表3-2　生体電気インピーダンス法で測定する際の注意事項

項　目	条件・状態
機材の条件	・複数回，測定する場合は同じ機材を使用する ・使用モード（推定式の選択）は同じものを使用する
測定する時間帯	・測定時間を一定にする ・食事や練習の直後を避け，食後・練習後の場合は間の時間を一定にする
測定時の 対象者の状態	・測定前に排尿・排便をする ・着衣の状態を統一する ・測定に応じた姿勢をとってもらい，測定中は動かない ・腕と体幹，両太ももが触れていないように注意する ・電極面に接する身体部位に，外傷や過度の乾燥がないことを確認し，測定部位を清潔にする ・金属や磁気の装着がないようにする （ボルトなどが体内にある場合は測定不可）
そのほか， 結果に影響する 条件	・細胞内液・外液の量や体内の分布の変化 （姿勢の変化，発汗による水分減少，食事・飲水による水分量の増加，排尿・排便・下痢，生理周期） ・練習，発汗等による脱水の程度 ・体温の変化 （練習・サウナ・入浴・食事・発熱などによる体温上昇，寒冷による体温低下，生理周期による体温変動）

推定式かは公表されておらず，競技種目によっては普通モードの方が正確な可能性もある。また，近年の生体電気インピーダンス法では，さまざまな指標（四肢別の骨格筋量や基礎代謝量など）が数値として示されるので，正確だと思われてしまいがちである。しかし，測定の条件，対象者の状態によって測定値は大きく影響を受けるので，正しく使用するべきである（表3-2）。

　そのほかに脂肪量を評価する方法として，皮下脂肪厚の測定がある。皮下脂肪厚の測定は，機器が簡易で持ち運びができること，測定時の条件の影響が生体電気インピーダンス法に比べて少ないことから，スポーツの現場でも多く測定されている。ただし，皮下脂肪のつまみ方，皮下脂肪厚計（キャリパー）のあて方，測定値の読み方により誤差が大きくなる。表3-3には，国際キンアンソロポメトリー推進学会が示している皮下脂肪厚測定時の留意事項[165]を示した。測定する際には，測定者は測定方法を熟知し，十分にトレーニングをしてから測定すべきである。皮下脂肪厚の測定値は，脂肪量を推定する式を使用して全身の脂肪量を推定する，あるいは皮下脂肪厚を上肢，下肢，体幹など異なった部位で複数の場所を測定して6～8部位の合計値を使用するといった活用ができる。臨床では，上腕伸展囲や下腿囲との組み合わせで筋面積を推定することもよく行われている。

表3-3　皮下脂肪厚の測定時の注意事項

●測定前に，キャリパーの計測値や圧の確認，目盛りが「０（ゼロ）」を示しているかを確認する。

●測定する部位を正確に決める。

●測定箇所を正確につまむ。そのために測定箇所につけた印の位置を左手で正確につまみ，手の甲は測定者の方をむける。

●皮下脂肪をきちんと二つ折りにする。筋肉組織をつままないように，つまんだ部分を揺らしたり，対象者に力を入れてもらうなどして確認する。

●測定箇所をつまんでいる指から１cm離れた場所を，つまんでいる指の爪の半分の深さにキャリパーの接触面があたるようにする。

●つまんでいる皮下脂肪のひだに対して90度の角度でキャリパーをあてる。

●キャリパーの握り手から指を離して，キャリパーによる圧が皮下脂肪にかかるようにしてから２秒後に数値を読み取る。

●測定者が数値を記憶しているためのバイアスや皮下脂肪が圧縮された影響を避けるために，２度目の測定はほかの測定が終わってから行う。

●運動や温水，熱は皮膚内のうっ血を起こすので，練習や試合，サウナ，水泳や入浴の直後に測定しない。

出典）International standards for anthropometric assessment，2019.〔文献 165）〕より著者訳，作成

（3）測定値の活用

　　各測定値は，個人内の変化の評価のほか，チーム内で１軍と２軍の比較や日本のトップスポーツ選手の測定値（表3-4，3-5）との比較などで活用できる。ジュニア期については，日本小児内分泌学会が０～18歳における身長と体重の成長曲線を公表しており，ここに身長と体重をプロットしていくと，身長と体重の増加のバランスを評価できる。栄養の不足やトレーニングの過剰などにより身長や体重の発育が損なわれていないかを判断し，十分な発育・発達を促すことや外傷・障害の予防に役立てられる。また，身長が伸びれば，その分の体重が増えるので，審美系競技などにおいては，体重の増加のみ過度に敏感にならないようにする。

　　体重階級制競技の体重制限やチームにおける目標体重など，複数の選手が一定の体重を目標とする場合がある。骨格は個人により異なるので，過度な目標体重は到達不可能であり，健康に害を及ぼすこともある。すべての脂肪をなくしても達成しないような目標体重は明らかに現実的でない。男性では除脂肪量中に２～３％の必須脂質が含まれるが，それ以外に皮下脂肪として５％程度が必要とされている[166]。また，女性では必須脂質が４％に加えて，女性特有に必要な脂肪量として５％が考えられている[167]。皮下脂肪として最低必要な脂肪量の性差は明確ではないが，女性でも男性と同じ５％とすると，必須脂質以外に10％の脂肪量が必要と考えられる。身体組成を測定し，少なくとも除脂肪量に必要最低限の脂肪量を加えた体重を下回らない体重を最低体重と考えたうえで，目標体重を検討すべきであろう[168]。

表3-4　日本代表選手の身長，体重体脂肪率（男子）

競技	種目/階級/ポジション等		身長（cm）対象者数 データ数	平均	標準偏差	体重（kg）対象者数 データ数	平均	標準偏差	体脂肪率（BODPOD）%対象者数 データ数	平均	標準偏差
競泳		シニア	111 (231)	177.2	5.4	111 (231)	72.9	6.5	111 (231)	13.9	2.7
		U19	62 (66)	175.5	5.5	62 (66)	68.6	6.4	28 (32)	13.8	3.6
サッカー		シニア	362 (582)	177.9	5.9	362 (582)	72.3	6.6	331 (506)	9.5	3.0
		U19	124 (146)	179.3	6.4	124 (146)	70.7	6.9	45 (53)	10.3	2.9
柔道	軽量級	シニア	104 (221)	167.4	4.6	104 (221)	70.9	5.3	23 (35)	7.3	2.7
	中量級	シニア	66 (136)	176.3	3.8	67 (137)	88.0	5.0	15 (25)	12.0	3.6
	重量級	シニア	61 (128)	181.6	5.1	61 (128)	114.2	15.7	11 (26)	21.9	7.0
新体操											
体操競技		シニア	37 (96)	165.1	4.7	37 (96)	60.2	4.7	37 (93)	5.9	2.2
		U19	34 (49)	161.4	4.9	34 (49)	55.9	4.8	34 (49)	7.0	2.7
		U16	35 (55)	149.6	9.3	35 (55)	43.1	8.0	34 (53)	7.5	3.5
卓球		シニア	28 (62)	171.6	5.1	28 (62)	68.1	6.0	28 (62)	15.2	3.8
		U19	17 (68)	169.8	4.7	17 (68)	61.4	5.0	8 (14)	12.9	3.7
		U16									
テニス		シニア	53 (87)	174.7	4.3	53 (87)	69.5	6.5	26 (47)	10.7	2.8
		U19	22 (34)	173.6	5.4	22 (34)	66.1	5.4	9 (9)	7.1	3.6
バスケットボール		シニア	107 (241)	190.6	9.0	107 (241)	87.2	12.2	105 (215)	11.7	3.8
		U19	50 (52)	189.4	9.1	50 (52)	77.9	9.5	50 (51)	10.6	4.1
		U16	67 (106)	188.3	5.1	67 (106)	75.9	9.1	67 (106)	12.6	6.5
バドミントン		シニア	81 (405)	173.8	5.4	81 (405)	69.3	6.5	75 (381)	11.4	3.6
		U19	60 (87)	171.2	4.6	60 (87)	63.0	5.1	54 (81)	9.7	3.3
		U16	33 (49)	166.9	5.0	33 (49)	55.3	5.8	33 (49)	8.1	2.4
		U13	15 (15)	155.9	8.3	15 (15)	42.5	6.0	15 (15)	8.1	2.4
バレーボール		シニア	132 (465)	189.1	7.6	132 (462)	82.4	8.8	131 (439)	11.1	3
		U19	8 (8)	192.2	7.2	8 (8)	86.1	13.9	8 (8)	86.1	13.9
野球（男子）		シニア	131 (175)	178.2	4.6	131 (175)	79.7	7.2	124 (167)	14.8	4.2
ラグビー	7人制フォワード	シニア	22 (27)	184.6	5.7	22 (27)	93.8	7.7	22 (27)	13.0	3.9
	7人制バックス	シニア	42 (56)	177.9	6.0	42 (56)	84.3	8.3	42 (56)	12.6	2.9
	15人制フォワード	シニア	109 (252)	184.3	7.0	109 (252)	105.0	9.6	108 (244)	18.4	4.5
	15人制バックス	シニア	100 (184)	176.9	5.6	100 (184)	84.1	9.3	98 (181)	12.3	3.3
陸上競技	短距離	シニア	83 (278)	175.3	4.3	84 (279)	67.7	4.9	75 (252)	8.0	2.2
		U19	95 (142)	174.9	4.8	95 (142)	65.9	5.5	93 (138)	7.8	2.5
	中距離	シニア	55 (166)	175.8	4.2	55 (166)	63.8	3.8	21 (52)	7.9	3.3
		U19	35 (46)	173.1	4.8	35 (46)	61.1	4.5	7 (7)	7.0	3.7
	長距離	シニア	97 (152)	171.4	5.7	98 (157)	57.1	4.7	96 (150)	9.2	2.7
		U19	88 (111)	170.0	4.9	88 (111)	55.3	4.2	72 (91)	9.5	2.7
	競歩	シニア	30 (183)	172.0	5.3	30 (183)	59.9	3.9	24 (150)	11.0	2.6
		U19	18 (21)	174.0	5.9	18 (21)	59.6	4.5	15 (18)	9.6	2.9
	ハードル	シニア	50 (123)	180.9	4.4	50 (123)	71.8	5.5	50 (123)	8.2	2.0
		U19	51 (72)	179.6	4.2	51 (72)	68.0	5.5	50 (71)	8.7	2.3
	跳躍	シニア	90 (321)	178.5	5.2	90 (321)	69.1	4.7	64 (133)	6.7	2.3
		U19	71 (98)	177.7	5.9	71 (98)	66.5	5.1	70 (90)	7.8	2.6
	投てき	シニア	16 (39)	182.7	5.1	16 (39)	100.0	11.4	14 (33)	16.2	4.7
		U19	50 (60)	179.3	4.7	50 (60)	93.6	14.2	50 (60)	17.0	6.6
レスリング	フリースタイル軽量級	シニア	64 (323)	167.5	4.5	67 (331)	66.5	4.0	20 (42)	8.8	2.2
	フリースタイル中量級	シニア	56 (316)	174.9	4.1	56 (319)	81.1	5.7	10 (27)	9.6	2.8
	フリースタイル重量級	シニア	30 (248)	179.4	4.1	30 (250)	103.9	40.4	7 (15)	19.9	4.6
クロスカントリースキー		シニア	60 (345)	172.5	5.8	60 (343)	67.5	6.4	60 (328)	10.6	2.5
		U19	44 (101)	171.6	5.9	44 (101)	64.5	6.5	44 (101)	10.3	2.5
スキージャンプ		シニア	41 (125)	172.0	4.4	41 (125)	60.1	3.6	41 (123)	10.8	2.5
		U19	13 (20)	170.9	4.8	13 (20)	57.6	3.0	13 (20)	10.8	2.5
スノーボード	パラレルジャイアントスラローム	シニア	34 (113)	172.5	5.4	34 (116)	69.6	8.6	32 (105)	13.2	4.1
		U19	13 (22)	171.5	4.3	14 (24)	67.9	6.8	13 (19)	11.8	3.9
	ハーフパイプ	シニア	21 (70)	168.8	5.6	21 (69)	61.5	5.1	21 (67)	11.2	2.6
		U19	22 (44)	166.8	5.0	22 (44)	60.7	6.0	22 (42)	10.3	3.9
スピードスケート		シニア	86 (338)	172.2	4.4	86 (342)	70.9	5.1	80 (296)	12.1	2.5
		U19	69 (181)	171.1	4.2	69 (193)	67.8	5.8	66 (174)	11.7	2.7
		U16	22 (31)	169.1	4.0	22 (32)	63.1	4.8	22 (31)	10.8	2.5
フィギュアスケート		シニア	52 (130)	169.3	5.6	52 (130)	62.0	6.7	52 (130)	9.6	4.2
		U19	32 (54)	166.6	5.6	32 (54)	57.3	6.3	32 (53)	8.9	2.7
		U16	17 (28)	161.2	6.4	17 (28)	50.3	6.2	17 (28)	8.6	3.1
フリースタイルスキー	エアリアル	シニア	14 (94)	168.0	4.7	14 (94)	65.6	5.3	14 (94)	13.2	2.9
	モーグル	シニア	41 (203)	168.7	3.9	40 (202)	66.0	4.8	39 (198)	10.6	3.0
	スキークロス	シニア	16 (51)	176.7	3.6	16 (51)	78.7	5.4	16 (51)	15.5	3.4

＊日本スポーツ振興センター監修：フィットネスチェックハンドブック，大修館書店，2021より作表

表3-5　日本代表選手の身長，体重体脂肪率（女子）

競技	種目/階級/ポジション等	女子								
		身長（cm）			体重（kg）			体脂肪率（BODPOD)%		
		対象者数 データ数	平均	標準偏差	対象者数 データ数	平均	標準偏差	対象者数 データ数	平均	標準偏差
競泳	シニア	82 (169)	165.5	5.0	82 (169)	58.8	4.7	82 (168)	19.4	3.1
	U19	60 (68)	164.4	4.7	60 (68)	57.6	4.9	34 (41)	19.2	3.7
サッカー	シニア	133 (269)	163.4	5.2	133 (269)	56.5	5.6	133 (269)	16.2	3.8
	U19	21 (21)	162.5	4.6	21 (21)	56.4	4.4	21 (21)	15.7	3.6
柔道	軽量級　シニア	73 (159)	156.8	5.2	73 (159)	56.2	4.3	16 (29)	14.5	3.1
	中量級　シニア	53 (116)	165.6	3.9	53 (116)	70.0	4.0	11 (20)	17.6	2.9
	重量級　シニア	51 (123)	169.0	4.8	51 (12)	93.5	16.4	14 (26)	27.1	5.1
新体操		28 (45)	163.6	3.6	28 (45)	49.2	4.5	28 (43)	14.2	3.1
		39 (65)	164.0	4.4	39 (65)	48.2	4.0	29 (50)	12.6	4.1
		13 (13)	163.1	6.0	13 (13)	45.3	4.3	10 (10)	8.8	3.3
体操競技	シニア	23 (38)	152.1	5.5	23 (38)	44.7	4.9	23 (37)	13.6	2.9
	U19	14 (19)	147.7	5.3	14 (19)	39.3	4.6	14 (19)	10.0	3.7
	U16	7 (8)	142.2	6.6	7 (8)	35.2	3.7	7 (8)	8.6	2.7
卓球	シニア	29 (63)	158.9	5.4	29 (62)	53.2	4.5	29 (62)	19.3	2.9
	U19	18 (57)	159.8	5.7	18 (57)	53.6	5.0	11 (19)	19.7	2.5
	U16	17 (70)	158.5	5.0	17 (70)	50.0	5.1	6 (9)	18.0	3.4
テニス	シニア	51 (92)	162.2	5.1	51 (91)	56.5	4.4	30 (54)	17.8	2.4
	U19	30 (38)	160.6	5.9	30 (38)	56.9	5.2	17 (19)	18.3	4.3
バスケットボール	シニア	115 (260)	174.7	6.9	115 (260)	67.0	8.2	113 (246)	17.4	3.9
	U19	58 (63)	174.8	6.9	58 (63)	65.0	7.8	57 (62)	16.8	4.3
	U16	12 (12)	174.3	7.1	12 (12)	63.8	6.3	12 (12)	15.7	2.4
バドミントン	シニア	81 (443)	163.7	5.1	81 (443)	58.9	5.2	74 (414)	16.4	3.2
	U19	47 (77)	162.8	4.5	47 (77)	57.8	6.0	42 (72)	15.2	3.9
	U16	37 (51)	158.8	4.3	37 (51)	52.1	4.6	37 (51)	14.0	3.6
	U13	11 (11)	151.7	5.8	11 (11)	42.9	5.4	11 (11)	9.2	4.3
バレーボール	シニア	151 (314)	174.9	6.3	151 (314)	66.5	5.7	151 (314)	17.6	3.3
	U19	42 (45)	174.2	8.1	42 (45)	65.0	7.2	42 (45)	18.7	3.2
ソフトボール（女子）	シニア	153 (597)	164.3	5.6	153 (597)	64.5	7.9	153 (596)	18.8	4.3
ラグビー	7人制フォワード　シニア	24 (90)	167.4	3.9	24 (90)	68.8	9.0	24 (80)	19.7	3.6
	7人制バックス　シニア	39 (108)	163.0	5.6	37 (106)	59.9	5.3	36 (99)	17.1	3.3
陸上競技	短距離　シニア	39 (94)	162.5	4.8	39 (94)	53.6	4.5	39 (93)	12.0	2.5
	U19	57 (78)	162.2	4.3	57 (78)	52.0	4.3	57 (77)	12.1	3.2
	中距離　シニア	31 (72)	162.6	4.2	31 (72)	49.9	4.2	14 (26)	11.3	3
	U19	30 (38)	162.6	3.7	30 (38)	49.8	4.6	11 (13)	9.4	2.5
	長距離　シニア	67 (119)	158.7	4.6	68 (123)	45.2	3.7	52 (94)	12.1	3.5
	U19	69 (88)	158.1	5.4	69 (88)	44.0	4.3	57 (68)	11.5	3.5
	競歩　シニア	18 (81)	160.2	4.2	18 (81)	47.8	3.5	15 (73)	15.1	2
	U19	15 (17)	159.6	3.3	15 (17)	48.2	3.9	14 (16)	14.6	3.1
	ハードル　シニア	23 (52)	167.3	3.7	23 (52)	55.0	4.2	23 (52)	11.5	2.7
	U19	33 (40)	165.2	3.5	33 (40)	54.0	3.6	33 (40)	12.7	3.9
	跳躍　シニア	46 (160)	167.5	5.6	46 (160)	55.1	4.3	34 (78)	12.9	3.2
	U19	44 (58)	166.3	5.8	44 (58)	53.9	4.5	44 (55)	13.1	3.3
	投てき　シニア	12 (29)	167.0	4.8	12 (29)	73.9	11.8	12 (28)	19.0	5.3
	U19	45 (59)	165.5	5.8	45 (59)	71.2	9.2	44 (58)	22.2	4
レスリング	フリースタイル軽量級　シニア	31 (65)	156.4	3.8	31 (65)	54.2	3.2	13 (34)	14.6	3.1
	フリースタイル中量級　シニア	27 (49)	161.5	3.0	27 (49)	63.3	2.5	5 (18)	14.5	2.4
	フリースタイル重量級　シニア	13 (41)	165.1	4.8	13 (41)	72.8	2.7	8 (24)	19.7	3.7
クロスカントリースキー	シニア	58 (108)	159.9	4.9	58 (108)	57.4	5.2	58 (108)	20.6	3.5
	U19	29 (41)	160.0	4.0	29 (41)	56.4	6.1	29 (41)	20.0	4.7
スキージャンプ	シニア	8 (10)	158.3	2.5	8 (10)	50.2	3.1	8 (10)	18.6	2.9
スノーボード　パラレルジャイアントスラローム	シニア	21 (86)	159.9	4.6	21 (89)	55.6	5.5	21 (80)	19.4	4.6
	U19	13 (20)	160.9	5.6	13 (20)	54.6	7.8	12 (16)	21.0	3.6
	ハーフパイプ　シニア	15 (53)	158.1	3.8	15 (53)	53.4	4.3	15 (51)	20.1	3.2
	U19	9 (19)	156.9	4.0	9 (19)	53.4	4.7	9 (19)	20.5	4.0
スピードスケート	シニア	72 (308)	161.8	4.8	72 (312)	57.7	5.1	69 (277)	18.3	3.2
	U19	65 (184)	161.9	4.2	65 (202)	59.3	5.5	60 (176)	19.0	3.8
	U16	20 (31)	160.6	3.5	20 (33)	54.1	5.2	20 (31)	16.8	4.1
フィギュアスケート	シニア	37 (80)	159.1	4.7	37 (80)	51.2	6.0	37 (79)	15.7	3.8
	U19	48 (77)	156.2	5.2	48 (77)	47.5	4.6	48 (77)	12.4	3.8
	U16	29 (50)	151.4	5.3	29 (50)	42.3	5.3	29 (50)	10.4	3.0
フリースタイルスキー										
	モーグル　シニア	20 (142)	157.6	5.1	19 (141)	54.2	3.8	18 (137)	18.7	3.6
	スキークロス　シニア	7 (22)	161.6	4.4	7 (22)	60.4	4.7	7 (22)	22.3	3.1

＊日本スポーツ振興センター監修：フィットネスチェックハンドブック，大修館書店，2021より作表

2.3 減　　量

　本項では体重管理や体重調整のなかから，特に，減量については2018年にアメリカスポーツ医学会より示されている考え方[169]を中心に説明する。

（1）急速減量

　選手における急速減量は，その多くが体重階級制競技の試合前に実施される計量を通過する目的で行われ，数日間から数時間の短期間で，体水分量のほか，グリコーゲン貯蔵量，胃腸の内容物の減少などの操作も行われている。急速減量の多くは体水分の減少により行われている現状があり，この場合には除脂肪量の減少が避けられない。また，なかには過度な脱水状態に至り死亡した例も報告されているため，注意しなければならない。急速減量による深刻な身体への主な悪影響を表3-6に示した。

　急速減量は，競技上の戦略から行うことが多いが，その多くは選手の身体に深刻なダメージを与えかねない[170]。選手自身だけでなく，指導者の側も無理な急速減量を選手に課すことがないように，日ごろから選手の身体組成を正しく評価し，望ましい階級選択や体重管理の目標を指示すべきである。実際には，急速減量の実施が求められる場合も多々ある。図3-3は，減量計画の決定までのフローチャートとしてまとめたものである[171]。急速減量の対象となるのは目標体重（階級体重）の5％超過程度まで，または5〜10％の超過で計量から試合までの時間に4時間が確保できる場合になる。その場合に計量前の週に急速減量が必要となるが，体重超過が5％を超えるか，体重減少率が体重の3％を超え計量から試合までの回復時間が4時間未満であれば，計量1週間前から3日前まで低糖質食を実施し，同時に5日前程度から食事中の塩分摂取の制限を行う。さらに，計量36時間前から水分摂取の制限をはじめる。計量後，試合までの時間に水分および塩分，さらに糖質を十分に補給できる食事あるいは補食を摂取し，回復に努める。その際に，計量後のルールによっては，計量後5％以上の体重増加が認められると失格となる場合もあるので注意が必要である。

表3-6　急速減量による深刻な身体への悪影響

・死亡例では，心血管系の合併症や熱射病が単独あるいは両方の発生と関係している点が典型的である

・重篤な例では，過度な水分制限や受動的な暑熱環境（サウナや発汗スーツの着用など），または，大量の発汗を促すための激しい運動の実施などを，単独，または複数組み合わせた方法と関連している

・血漿量の減少を含むかなりの体水分の減少は，心血管系を傷めることや暑熱環境下での体温調節の障害とかかわっている

・利尿剤使用などの水分減少の方法に頼ると，電解質のバランスの乱れが起こり，心拍のリズムや筋活動，血流などのリスクを増加させる

・急性で腎臓が損傷を受けることは，体重階級制競技の選手における急速減量中の過度な水分損失と関係している

・大会を控えた急速減量は，短期間の実施でも常に大会が開催される競技種目（大学レスリングのシーズン中の毎週行われる大会など）においては，何回も急速減量の手順が繰り返されることに注意すべきである

出典）Burke LM, et al., 2021.〔文献169)〕より著者改変

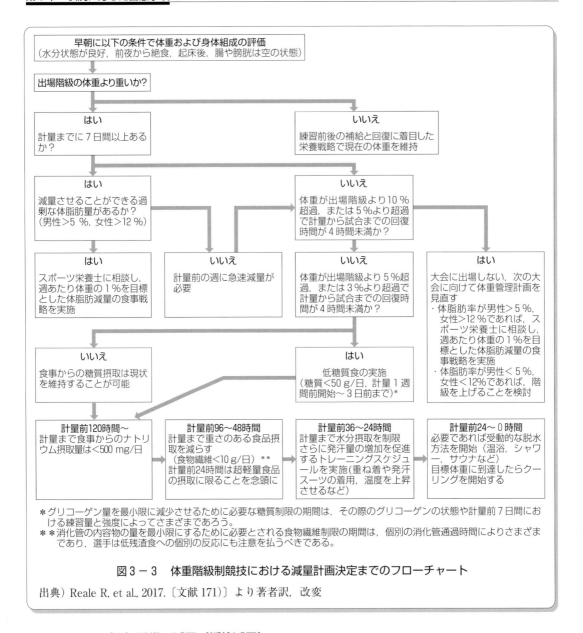

図3－3　体重階級制競技における減量計画決定までのフローチャート

出典）Reale R. et al., 2017.〔文献171）〕より著者訳，改変

（2）通常の減量（緩徐減量）

　選手における通常の減量は，体脂肪量を減らす，除脂肪量を維持するなどのような競技特性に適した身体組成の改善を目的に行われる。期間は，減量幅が少なければ数週間，大きければ数か月以上にわたることも多く，緩徐減量といわれることもある。そのため，減量の前には適切な方法で体脂肪率などの測定を行い身体組成の評価をする必要がある。緩徐減量の例を図3－4に示した。

　体脂肪率が高い選手の場合には，栄養アセスメントの結果から，身体組成だけでなく，食事調査や食習慣をはじめとする生活習慣の調査などからも問題点が抽出されることが多い。これらを改善することで目的とする，体脂肪量を減らし除脂肪量を維持

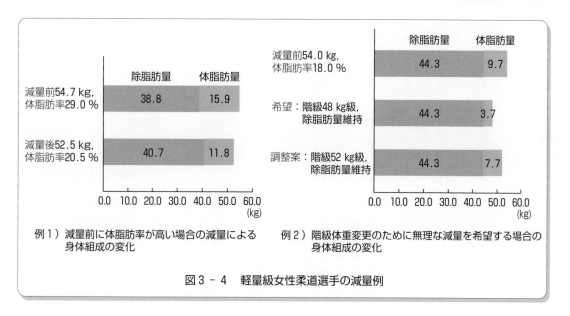

例1）減量前に体脂肪率が高い場合の減量による
　　身体組成の変化

例2）階級体重変更のために無理な減量を希望する場合の
　　身体組成の変化

図3-4　軽量級女性柔道選手の減量例

もしくは増量させる減量が可能になる。しかし、図3-4の例2のように、体脂肪率がそれほど高くない選手では、体脂肪量の減量が困難で、長期にわたる水分摂取制限や最終局面では望ましくない脱水方法による体重操作が行われる可能性がある。緩徐減量であっても、身体に大きな負担や危険が及ぶことは避けるべきである。

（3）減量時の食事摂取

　選手が行う減量においても、エネルギーの摂取量を消費量より少なくする点は一般の人が行う減量と同様である。だが、選手の場合には減量期間が短期で、かつ具体的に何kg減量と設定されることが多いためか、主食の量を減らす、または食べない方法が多くみられる。主食のなかでもごはん（白飯）は多くの糖質と水分を含み、重量があるため、この量を減らせば見かけ上は体重が減ることが多い。しかしながら、もともと主食に主菜や副菜などがバランスよく組み合わされている食事のうち、主食だけを減らして量の調整を行うと、相対的に主菜や副菜の割合が増えることから、糖質が不足し、脂質の摂取割合が増えてしまいがちである。選手の減量時では、パフォーマンスの低下を防ぐために、十分な糖質の摂取が必要である。その際、主食のなかでもごはん以外にうどんやそばなどの日本の麺類は、パンやパスタなどとちがい、油脂類（バターやオリーブオイルなど）を一緒に摂取しない食事が可能であることから減量時の主食には適している。

　減量時の食事摂取は、対象選手の体重や体脂肪率測定、食事調査などを含めた十分な栄養アセスメントより、問題点を明らかにしたうえで、綿密に計画を立てて実施されるべきである。たとえば、菓子などの間食が多く、食事量が少ないという問題点が明らかになった選手に対しては、必要とされるエネルギー・栄養素を食事で十分に摂取し、エネルギー過剰の原因であった菓子類の摂取を減らすか、あるいは食事で摂取

表3-7　減量時の食事における主な食品や料理の選択の目安　～主な食品や料理の脂質エネルギー比率～

脂質エネルギー比率の区分	〈肉・肉料理〉食品名・調理法	脂質エネルギー比	100gあたりのエネルギー(kcal)	〈魚〉食品名	脂質エネルギー比	100gあたりのエネルギー(kcal)	〈魚料理〉食品名・調理法	脂質エネルギー比	100gあたりのエネルギー(kcal)	〈油脂・調味料〉	脂質エネルギー比	10gあたりのエネルギー(kcal)
	和牛リブロース脂身つき ゆで	91.5	539							オリーブ油	99.6	89
	〃 焼き	90.3	541							マーガリン・有塩バター	99.3	72
	豚バラ肉 焼き	84.9	444							マヨネーズ（全卵型）	98.1	67
	ウインナーソーセージ	82.7	319							低カロリーマヨネーズ	90.0	26
80%	豚ロース脂身つき とんかつ	73.6	429	まぐろ ツナ缶詰 油漬	72.3	265				ピーナッツバター	72.0	60
	〃 ゆで	70.4	299	さんま 生	71.2	56	さけ ソテー	66.3	55			
	〃 焼き	64.2	310	みなみまぐろ 脂身 生	71.0	322	いわし フライ	65.6	38			
	豚ひき肉 焼き	62.0	289	まぐろ 天然脂身 生	68.7	308	さんま 焼き	63.4	53	カレールウ	63.2	47
60%	牛ひき 焼き	60.4	280	さけ 生	59.4	62	さば 水煮	61.5	57			
	鶏もも 皮つき ゆで	59.2	216	はまち 生	55.6	62	さば 焼き	58.3	54			
	豚ロース ハム	57.6	211	まさば 生	54.6	62	あじ フライ	56.7	52			
	豚ヒレ肉 とんかつ	57.0	379	ぶり 生	53.1	60	いか 天ぷら	50.4	65			
	鶏ひき肉 焼き	52.5	235				ぶり 焼き	50.2	52			
	鶏もも 皮つき から揚げ	50.4	307	まいわし 生	42.1	69	あじ 開き干し 焼き	42.7	60			
	鶏ささみ フライ	44.6	246	あじ 開き干し 生	40.2	68	まぐろ 養殖 赤身 焼き	41.0	202			
40%	鶏もも 皮なし から揚げ	38.0	249	まぐろ 養殖赤身 生	39.4	153	まぐろ 養殖 赤身 水煮	35.4	173			
	豚もも 皮下脂肪なし ゆで	34.5	185	みりん干し まいわし	34.7	34	子持ちがれい 水煮	34.8	69			
	鶏ささみ 天ぷら	32.3	192	かつお 秋獲り 生	29.4	67	いわし 焼き	33.0	58			
	鶏もも 皮なし 焼き	27.9	145	あじ 生	28.1	75	あじ 皮つき 焼き	29.2	65			
20%	豚ヒレ肉 焼き	21.8	202	いわし 丸干し	21.9	202				焼き肉のたれ	10.6	17
				からしめんたいこ	17.1	67	さば フライ	16.5	47			
										ノンオイルドレッシング	1.1	8
0%	鶏ささみ 焼き	5.5	132	いか 生	3.6	80	いか 焼き	3.3	72			
	鶏ささみ ゆで	4.5	121	まだこ 生	2.6	81	まだこ ゆで	2.0	76	トマトケチャップ	0.8	11
				みなみまぐろ 赤身 生	2.0	88	まだら 焼き	1.7	73	しょうゆ	0.0	8

出典）日本食品標準成分表2020年版（八訂）より算出、著者作成

しきれないエネルギーや糖質補給のために練習前後の補食として摂取するなどの計画が考えられる。

　減量時の食事を計画する際に考慮したい点として，表3 - 7に示すエネルギーに占める脂質の割合が高い食品や調理法を組み合わせると糖質やたんぱく質が少なくなることが多い。たとえば，同じ豚肉でも脂質エネルギー比率が73.6％の脂身つきの豚ロース肉のとんかつと比べて，21.8％の豚ヒレ肉を焼いたものでは，同じ100ｇでもエネルギーは半分以下で約200 kcal低くすることができ，そのエネルギーで主食からの糖質摂取や，主菜などからのたんぱく質摂取を増やすことができる。減量時には，必要とされるエネルギー・栄養素を十分に摂取できるよう食品や調理法の選択を行い，少ない食事量で制限されているというイメージが先行しないように食事のかさ（ボリューム）にも配慮を行うことが求められる。

2. 4　増　　量

　体格の大きさがパフォーマンスに有益であるとされる競技の選手や，ジュニア期の選手は増量に取り組むことが多い。増量に取り組む場合には，年齢や性別，競技特性やポジション，選手の希望を考慮して目標とする体重や除脂肪量，体脂肪量を決定し，アセスメント，実施，モニタリング，評価，改善のプロセスを繰り返しながら，選手個々の状態に応じた調整を進める必要がある。ジュニア期の選手は，競技スポーツに取り組むための身体づくりだけでなく，健康な発育・発達を促す食事と栄養摂取を心がけてトレーニングを行うことが重要である。発育・発達段階からみた選手への配慮については，第4章で紹介する。本項では主にパフォーマンス向上を目的とした増量時のエネルギー・栄養素摂取量や摂取のタイミングについてまとめる。

（1）エネルギー付加量

　増量を図るためには，エネルギー摂取量がエネルギー消費量を上回るエネルギーバランスが正の状態を継続させる。選手の場合，練習の量や時間を減らすことが難しいため，エネルギー摂取量を増やすことでエネルギーバランスを正の状態にすることが多い。

　まずエネルギー付加量を決めるために，エネルギーの摂取量と消費量を推定する必要がある。これらを推定する方法に関して，スポーツ競技の現場で用いられる方法では真の値を正確に把握することは難しいとされている。そのため，第2章を参照に減量や増量を必要としない時期におけるエネルギーの目標摂取量の評価からはじめることが現実的である。また，エネルギーバランスの調整によって体重や除脂肪量がどのように，どの程度変化するかは，遺伝的要因，環境や生活習慣，食欲調節ホルモンの変化，腸の状態などに左右される[172, 173]。したがって，増量に取り組む際は，設定した期間で目標とする値を達成できるように，体重や除脂肪量などをモニタリングしながら，定期的にエネルギー付加量を調整することが基本となる。

　　増量時の適切なエネルギー付加量や各栄養素の摂取量を検討した研究は少なく，明確な値を詳細に示した指針などはみあたらない。そのため，現状は個別対応を前提とし，1日あたり500〜1,000 kcalのエネルギー付加量を設定することが多い[174, 175, 176]。日本人選手を対象とした研究では，エネルギー付加量を1,000 kcal/日，脂質エネルギー比率を30％以下に調整した食事を12週間摂取させた場合，体脂肪量の大幅な増加は抑制しながら，体重3.8 kg，除脂肪量2.6 kgが増加したことが報告されている[176]。期間に関して，短期間での増量は1日あたりのエネルギー付加量が高値となり，選手の負担が大きく，健康に悪影響を及ぼす可能性があるため推奨されない。

（2）たんぱく質，糖質の目標摂取量

　　目標とする体重や除脂肪量，体脂肪量を達成するためのエネルギー付加量を決めた後，次に，たんぱく質の摂取量を検討する。増量時のたんぱく質の摂取量は，第2章のたんぱく質の目標量にあるように，栄養とパフォーマンスに関する共同声明[74]で推奨されている1.2〜2.0 g/kg体重/日や，国際スポーツ栄養学会の提言[177]で示されている1.4〜2.0 g/kg体重/日を参考に設定する。レジスタンストレーニング期間中の1日のたんぱく質摂取量と除脂肪量の変化との関連を検討したメタアナリシス[178]では，筋肥大を最大化するためのたんぱく質摂取量は1.6 g/kg体重/日，集団の大多数が筋肥大を最大化するためのたんぱく質摂取量は2.2 g/kg体重/日であることが示されており，増量に取り組む対象者の除脂肪量の変化をモニタリングしながら，これらの値も参考にたんぱく質の目標摂取量を調整することが望ましい。

　　増量時の糖質の目標摂取量については，エネルギーとたんぱく質の摂取量を設定し，脂質の摂取量が30％エネルギー比を超えないように，脂質と糖質の摂取量を調整するという手順で進める。第2章にあるように，栄養とパフォーマンスに関する共同声明[74]で示されている糖質の目標摂取量を参考に，摂取量が少なくならないように設定する。また，これまでに行われた研究の設定を一例としてあげると，前述の日本人選手を対象にエネルギー付加量を1,000 kcal/日とした研究[176]におけるたんぱく質摂取量は2.3±0.2 g/kg体重/日，糖質摂取量は10.5±1.0 g/kg体重/日であった。

2．5　適切な体格の判断

　　目標とする体重は選手のみでなく監督やコーチと共有することで，選手と指導者，管理栄養士・栄養士の認識を統一し，一貫したサポートを進めることが重要である。ただし，選手間の情報共有においては，選手が正しく身体組成に関する情報を理解できるように，身体組成の測定・評価は個別に行い，選手同士でデータを共有する機会を制限するなど個人情報の管理に注意する必要がある．

　　体重や体脂肪量の減少を目的として，エネルギーや特定の栄養素を意図的に制限することは，摂食障害（eating disorder, ED）の発症や，健康を害するような異常な食行動（disordered eating, DE）を生じる主な危険因子であることが知られている。2020

年にオーストラリアのスポーツ協会と米国の摂食障害協会は, 選手の「異常な食行動」に関する公式声明[179]を発表した。異常な食行動は最適な栄養状態と摂食障害の中間に位置づけられ, 頻繁に食事を抜く, 強迫的に食事や運動をする, 食事を制限するなどの行動に関与しているが, 摂食障害の診断要件は満たさない状態のことをさす。この状態では, 短期的な食事制限から, 慢性的なエネルギーや栄養素の摂取制限, むちゃ食い, 能動的・受動的脱水, 下剤, 利尿剤, 嘔吐, ダイエットピルの使用という段階までを含む。また, 体重管理へのプレッシャーやボディイメージへの不満を抱くことは, 異常な食行動や摂食障害の危険因子である。思春期および青年期に生じる生物学的な身体の変化は, 競技における理想的な体格とは対照的であることが多く, この時期は, 異常な食行動や摂食障害発症のリスクがより高くなる可能性が指摘されている[180]。選手は, キャリアを通じて, またトレーニングサイクル（例, オフシーズン, プレシーズン, 負傷時）において, 食行動の変化が大きいため, 健康やパフォーマンスへの影響がより懸念される。

体重管理に取り組む際には, アセスメント, 評価, 継続的なモニタリング, 計画の改善までスポーツ栄養士などがサポートを行い, 異常な食行動または摂食障害の既往歴, 年齢, トレーニング環境における栄養サポートのレベル, 測定に使用する方法（体重測定, 皮下脂肪厚およびDXA）などの要因に基づいて, サポート計画を作成する。異常な食行動または摂食障害のリスクを有する選手の身体組成評価を安全に行うための戦略には, すべての測定について同意を得る, 測定前に選手に確認する, 選手が検査結果をみないようにするなどがある[181]。体重や身体組成を測定することに苦痛やプレッシャーを感じる場合, 選手の心理状態を真剣に受け止め, 指導者やサポートチームが対応を協議する必要がある。

3. 疲労回復, リカバリー

3.1 準備期におけるリカバリー

練習後の栄養補給の主要な目的は, 減少した筋グリコーゲンの回復や筋肥大などである。本項では, 特に筋グリコーゲンの回復や免疫機能の低下抑制を目的とした栄養補給について紹介する。

1日に練習を複数回行う場合には, 1回目の練習によって減少した体内のグリコーゲン量を次の練習までに回復させ, パフォーマンスおよびトレーニングの質の低下を防ぐことが重要である。体内の筋グリコーゲン量が高い状態で運動をすることで, 筋グリコーゲン量が低い場合に比べて, 筋たんぱく質の分解が抑制されることが明らかにされている（図3-5）。糖質摂取量と運動後の筋グリコーゲン合成の関係を検討した研究のレビュー[182]では, 糖質摂取量が〜1.2 g/kg体重/時間の場合に筋グリコーゲン合成率が最大になることが示されている（図3-6）。

これらの研究に基づいて, 栄養とパフォーマンスに関する共同声明[74]では, 筋グリコーゲンを早急に最大限回復させるために, 運動直後から1.0〜1.2 g/kg体重/時の

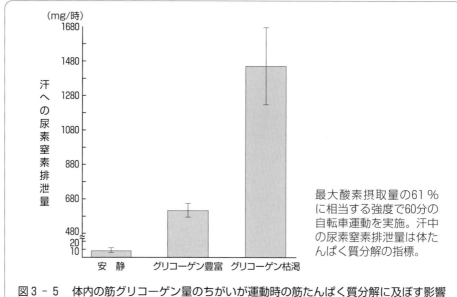

図 3 - 5　体内の筋グリコーゲン量のちがいが運動時の筋たんぱく質分解に及ぼす影響

出典）Lemon PW, et al.: Effect of initial muscle glycogen levels on protein catabolism during exercise. J Appl Physiol Respir Environ Exerc Physiol, 1980. より著者訳，改変

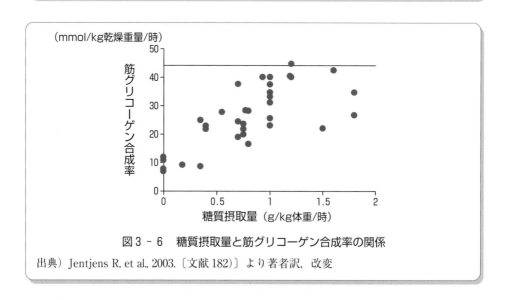

図 3 - 6　糖質摂取量と筋グリコーゲン合成率の関係

出典）Jentjens R, et al., 2003.〔文献 182〕〕より著者訳，改変

糖質を運動終了後 4 時間まで毎時間補給し，その後は通常必要とされる量を補給することが推奨されている。1.0〜1.2 g/kg体重/時という糖質量を補給することは選手の負担になる可能性もあるため，この量の摂取が難しい場合には，糖質とたんぱく質を同時摂取することが推奨される。糖質0.8 g/kg体重/時とたんぱく質0.4 g/kg体重/時を同時に摂取することで，大量の糖質を摂取した場合と同様あるいはそれ以上の筋グリコーゲン合成率が得られることが報告されている[184, 185]。これは，糖質とたん

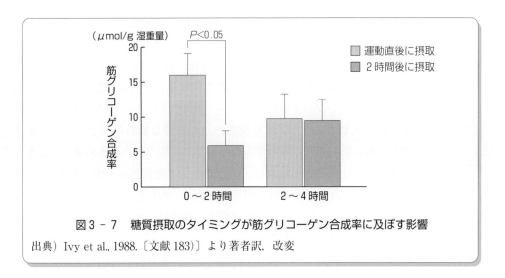

図3-7　糖質摂取のタイミングが筋グリコーゲン合成率に及ぼす影響

出典）Ivy et al., 1988.〔文献183）〕より著者訳，改変

ぱく質を摂取することで，腸でグルコース依存性インスリン分泌刺激ポリペプチドや
グルカゴン様ペプチド-1が分泌され，その影響を受けてインスリンの分泌が亢進す
ることによるものである。ただし，グルコース依存性インスリン分泌刺激ポリペプチ
ドやグルカゴン様ペプチド-1によるインスリン分泌亢進作用は，血糖値が低い状態
では認められないとされている。

　糖質を摂取するタイミングについては，長時間の自転車運動終了の2時間後に糖質
溶液を摂取すると，運動終了直後に同様の溶液を摂取した場合に比べて，摂取後2時
間の筋グリコーゲン合成率が45％低下することが明らかにされている（図3-7）[183]。
運動後の糖質摂取のタイミングと筋グリコーゲン回復を検討した複数の研究において，
筋グリコーゲンの急速な回復が第一の目的である場合には，運動後速やかに糖質を補
給することが推奨されている。

　筋グリコーゲンの急速な回復の必要性が低く，1日の糖質摂取量が適切に摂取でき
ている場合，たとえば練習の間隔が8～24時間程度空く場合には，練習後に急いで大
量の糖質を摂取する必要はないとされている。ただし，練習の強度や時間に応じて，
1日に必要とされる量の糖質を補給できるように（p.41，表2-10），補食やその後の
食事を工夫することは重要である。

3．2　試合期におけるリカバリー

（1）試合直後，試合間の栄養補給

　準備期と同様，試合期においても次の試合までのリカバリー時間が8時間未満であ
り，グリコーゲンを速やかに最大限回復する必要がある場合，1.0～1.2 g/kg体重/時
の糖質を試合終了後4時間まで毎時間補給し，その後は通常必要とされる量を補給す
る[74]。

　たとえば，体重60 kgの選手が1.0〜1.2 g/kg体重/時を摂取する場合，1時間ごとに100 gのおにぎりを約2個（糖質約70 g）かエネルギーゼリー1本（糖質45 g）とバナナ1本（糖質約20 g）を食べる必要があり，試合にのぞむ選手にとっては心理的負担や消化管への負荷が大きいことが考えられる。このような場合は，たんぱく質（プロテインパウダー，プロテイン含有ゼリー，プロテインバー，アミノ酸など）と糖質の同時摂取を取り入れることや，1時間あたりに必要な糖質量を2〜3回に分けて，複数の食品・飲料を利用して補給するなど選手の状態や嗜好にあわせた工夫をする。次の試合まで3〜4時間ある場合は，糖質が豊富で消化されやすい食事（昼食）の摂取を考える。次の試合までが2時間程度の場合は，おにぎりやパン，カステラなど糖質中心の補食を摂取し，試合まで1時間程度の場合は，エネルギーゼリーやバナナ，スポーツドリンクを活用するとよい。

　また，暑熱環境で行う競技や高強度かつ，または長時間の運動を要する競技，試合中の水分補給の機会が限られている競技の選手は，特に脱水の心配があるため，試合直後は，水分補給を重視し，腸管吸収率が低下しない糖質濃度（4〜8％）の飲料や食品を摂取する。試合前に減量を図る競技の選手も，脱水のリスクが高いため，試合直後の水分補給を重視する。

（2）試合後の食事

　Burke Lらは[91]では，試合後の食事について下記のポイントを紹介している。

① 1日に複数の試合がある場合，試合間は糖質を豊富に含む食品を中心として，脂質の少ない肉や卵，果物少量や乳製品などで食事を構成する。試合間隔が短い場合は，飲料やエネルギーゼリーなどの液状・流動食を中心に摂取する。

② エネルギーの目標摂取量が高い選手の場合，試合後の食事（通常は夕食となる）の量が多くなりすぎて選手が不快に感じないように，試合後から補食を頻回摂取して調整するとよい。また，食欲・消化管機能低下などの問題がある場合は，食物繊維が少なく，エネルギー密度の高い食品を選択する。

③ エネルギー摂取量を制限している選手の場合は，補食の追加が難しいこともあり，夕食などの食事を試合後なるべく早く摂取できるように環境を整える。試合後すぐに夕食を摂ることが難しいときは，通常夕食で提供するヨーグルトや果物などを試合後すぐに摂取しておくのもよい。その後の夕食は，低脂肪で満足感を高めるために，エネルギー密度が低い，量の多い食事とし，血糖値の急激な上昇を引き起こしにくい低GI（グリセミック・インデックス）食品（スパゲティやそば，肉や魚，牛乳やヨーグルトなど）を取り入れるとよい。

　また，試合終了直後に食事を摂取できない環境にある場合は，固形食と液状食にプロテインパウダー，スポーツバーなどを組み合わせた補食を用意しておくことがすすめられる。

4．スポーツ外傷・障害と予防のための栄養補給

　　選手はコンディションを調整しながら，パフォーマンスの維持・向上をめざし，自身の競技力を高めている。選手は，外力で受傷するスポーツ外傷や自身に負荷をかけすぎることによって生じるスポーツ障害により競技を離脱しなければならない場合がある。スポーツ外傷・障害によって競技を離脱した場合には，治療と治療効果を高めるための栄養補給を行い，早期の復帰をめざす。復帰するまでには多くの時間を要するため，それらを未然に防ぐためにコンディションを安定させることも重要である。

4．1　競技とスポーツ外傷・障害

（1）競技時における主なスポーツ外傷・障害

　　運動現場においては，対人との接触やたび重なる練習の負荷によって受傷することがあり，スポーツ外傷とスポーツ障害に大別される[186]。スポーツ外傷[187]は，アメリカンフットボールや柔道など人との接触による外力・内力によって打撲や骨折，脱臼，捻挫，筋損傷（肉離れ）などを受傷する。スポーツ障害[187]は，走，跳，投，打の動作を含んだトレーニングを繰り返したことによる負荷の蓄積によって，疲労骨折やランニング障害，ジャンパー膝，テニス肘，野球肩などを生じる。スポーツ外傷・障害の部位と主要な外傷・障害（表3-8）を示す。いずれにおいても，治療が長期化するものも多いことから予防や再発防止を重視する必要がある。

（2）身体組成とスポーツ外傷・障害のリスク

　　選手の体格や身体組成は，競技によってさまざまである。運動競技に好ましい身体組成に近づけることは，外傷・障害のリスクを低下させ，パフォーマンスの維持・向上につながる。その一方で，競技に理想的な身体組成に近づくことで，外傷・障害，疾患のリスクが高まる場合もある。たとえば，陸上競技の長距離選手では体重や体脂肪量，BMIが低い傾向にあり，練習時間や頻度の多さから疲労骨折や筋損傷（肉離れ）を起こす場合がある。一方で，柔道や相撲などの選手では体重，BMIが高い傾向にあり，自重を支えていることによって膝や関節へ負担が増大する。さらに，選手間の接触がある競技であることから脱臼や捻挫する場合もある。各競技によって好発しやすいスポーツ外傷・障害がある[188]ことからリスクを考慮したうえで，定期的にメディカルチェックを行うことが望ましい。

（3）栄養の側面からみたスポーツ外傷・障害とその要因

　　スポーツ外傷は，対人との接触など受傷の要因は不可抗力な場合もある。その一方，受傷する際には，集中力や疲労，風邪など選手の内的な状況が重なっていることも否定できず，貧血や脱水，免疫力の低下[189]などもその要因となっていると考えられる。スポーツ障害では，日々の練習の負担が蓄積することによって生じることから，低エ

表3-8　主なスポーツ外傷・障害の部位と主要な外傷・障害

部　位	主な外傷	主な障害
頭　部	頭部外傷，脳震盪（のうしんとう）	
顔　面	骨折，外傷	
歯・口腔・顎	下顎骨骨折	
頚部・頚椎	頚椎脱臼，頚髄損傷	
肩	反復性肩関節脱臼	関節唇靭帯複合体損傷，腱板損傷，投球障害肩（野球肩），上腕骨近位端骨端線離開（リトルリーガーズショルダー）
上　腕		テニス肘（上腕骨外側上顆炎）
肘		野球肘（上腕骨内側上課骨端核障害，上腕骨小頭離脱性骨軟骨炎），変形性肘関節症，内側側副靭帯損傷，肘頭疲労骨折
前　腕	橈骨遠位端骨折	尺骨神経障害
手関節	手根骨骨折，尺側手根伸筋腱脱臼	手関節腱鞘炎，三角線維軟骨複合体損傷
手	突き指，側副靭帯付着部裂離骨折	母子MP関節靭帯損傷，手指側副靭帯損傷
胸　部 （胸部臓器を含む）	胸鎖関節後方脱臼，外傷による臓器損傷（食道穿孔等）	
胸椎・上背部		胸椎損傷
腰・仙椎・臀部		腰椎分離症，椎間板ヘルニア
腹　部 （腹部臓器を含む）	外傷による臓器損傷（膵臓損傷等）	
股関節・鼠径部	骨盤裂離骨折	グロインペイン症候群
大　腿	大腿骨骨折，大腿四頭筋腱断裂	大腿四頭筋肉離れ，ジャンパー膝（大腿四頭筋腱付着部炎）
膝		前十字靭帯損傷，後十字靭帯損傷，内側側副靭帯損傷，半月板損傷ジャンパー膝（膝蓋腱症，膝蓋腱炎），鷲足炎，腸脛靭帯炎，オスグッド・シュラッター病
下腿・アキレス腱	アキレス腱断裂	
足関節	足関節果部骨折，足関節捻挫	足関節外側靭帯損傷，シンスプリント
足　部	足根骨骨折	距骨骨軟骨損傷，三角靱帯損傷，踵骨骨端炎，足底腱膜炎，外反母趾
不明・該当なし		

出典）砂川憲彦　ほか：スポーツ外傷・障害および疾病調査に関する提言書；日本臨床スポーツ医学会・日本アスレティックトレーニング学会共同声明．日本アスレティックトレーニング学会誌，2022.〔文献187）〕を参考に著者作成

　　　　ネルギー有効性（第2章参照）やオーバートレーニング症候群[190]など，運動，栄養，休養のバランスを崩したことも要因としてあげられる。選手のコンディショニングは，練習状況にあわせた食事摂取および栄養補給を行わなければならない。
　　　練習前の栄養補給には，練習のスケジュールから，消費されるエネルギーや栄養素を予測した計画的な補給が求められる。練習中の栄養補給には，練習で消費したエネルギーや電解質，水分の補給を行う。練習後には身体の回復のためのエネルギーや栄

養素の補給を行い，次の練習に向けて整えなければならない。単一的な食事の制限や摂取は栄養の過不足による外傷・障害の要因となるため，栄養バランスの整った食事を計画的に摂取することがコンディションの安定につながるといえる。

（4）オーバートレーニング症候群における栄養管理

オーバートレーニング症候群とは，たび重なる練習の実施によって疲労が蓄積することでパフォーマンスの低下をきたし，短期間の休養期間の確保やトレーニング量の減少を図っても疲労が回復しなくなった状態と定義されている[190]。要因としては，急激なトレーニング負荷の増大，過密な試合スケジュール，休養・睡眠不足，栄養不足，日常生活の過剰なストレス，回復期の不適切なトレーニングなどがあげられる[191]。ここでの一番の問題は，心身の両側面に負担がかかることで，パフォーマンスを低下させることである。したがって，オーバートレーニング症候群に陥るような環境において，練習や試合を継続することはスポーツ外傷・障害となるリスクを増加させるだけでなく，スポーツ外傷・障害からの回復の遅延にもつながることから，悪循環を防ぐことが重要である。

オーバートレーニング症候群の治療法は，主に休養と栄養補給があげられる。栄養管理のポイントとしては，身体的な疲労を軽減させるために練習や試合で消費したエネルギーや栄養素を効率的に補給し，エネルギー不足の蓄積を防ぐことが予防につながる。オーバートレーニング症候群では食欲の低下によって体重が減少している場合がある。栄養アセスメントにおいて，食欲不振の状態やそれに伴う残食量を記録し，食事量が安定的に摂取できるかを確認することや日々の体重記録から身体組成の変化を評価することが望ましい。食事は，楽しい，おいしい，美しいなど精神的な側面を有している。好きな食べ物や食事を通してのコミュニケーションなど精神的なケアを実施し，身体，精神の両面よりアプローチを行っていく必要がある。

（5）スポーツ外傷・障害時の栄養サポート

スポーツ外傷・障害となった場合は，病院において生化学・生理学検査の結果をもとに医師の指示のもと治療が行われる。外傷や障害の重症度や手術の有無によっては，身体活動量や侵襲性の程度も異なることから，個別の栄養サポートが必要となる。外傷や障害が生じた場合には，練習が制限される。このような状況下では，エネルギー消費量の低下に伴いエネルギーバランスが崩れることで体重および除脂肪量，体脂肪量が増減するため，体重管理が必要となる。これらの栄養サポートでは医師や管理栄養士の指示のもと，食事摂取量および栄養補給量を調整をすることで，外傷や障害の効率的な回復につながる[192]。治療やリハビリテーションの状況など選手の状態にあわせた栄養サポートを行い，治療の効果を高めることが必要である。

（6）筋損傷や靭帯損傷における栄養サポート

筋損傷（肉離れ）や靭帯損傷，アキレス腱断裂などは，運動の継続が困難となるため安静を保ちながら治療を行っていく必要がある。筋損傷（肉離れ）や靭帯損傷で注意しなければならない点は，安静に伴い身体活動量が低下することで骨格筋が廃用して骨格筋量が減少してしまうことである。骨格筋量は，廃用に伴って1日で0.3～4.2％減少することが報告されている[193]。安静によって，筋たんぱく質の合成速度も低下[193]することから，筋損傷（肉離れ），靭帯損傷ともに骨格筋量の維持もしくは低下の抑制を念頭においた栄養サポートが必要となる。

筋損傷（肉離れ），靭帯損傷では，損傷部位の再生（合成）のためのたんぱく質摂取が必要となる。レジスタンストレーニング後のたんぱく質合成に関する研究ではあるが，運動後に異なるたんぱく質量の飲料を摂取し，4時間後の骨格筋合成率を比較したところ，運動後20 g（0.3 g/kg体重/食）のたんぱく質の摂取が，骨格筋合成の効率がもっともよかったことを報告している[194]。また，日本人の食事摂取基準[28]におけるたんぱく質維持のための必要量を1食あたりに換算すると約15 g（0.2 g/kg体重/食）となる。よって，筋損傷（肉離れ）で治療中のたんぱく質量は1食あたり0.2～0.3 g/kg体重を確保する必要があると考えられる。

レジスタンストレーニング後のロイシン摂取は，筋たんぱく質の合成速度を高め，筋合成を促進することが報告されている[195]。このことから，治療時およびリハビリテーション時には，体格に見合ったたんぱく質とロイシンを摂取することが骨格筋量の維持に有効であるといえる。

ビタミンCは，腱の材料であるコラーゲンの合成を促進することから，筋損傷（肉離れ），靭帯損傷の治療中においても留意する必要がある。これまでスポーツ外傷・障害時におけるビタミンCの有効な摂取量は報告されていないが，日本人の食事摂取基準の推奨量に準じて積極的な摂取が望まれる。一方，ビタミンCは，骨格筋の機能を維持するために必要な栄養素のひとつであることも報告されている[196]。このことより，予防の観点からもビタミンC定期的な補給が必要である。

（7）骨折・疲労骨折における栄養サポート

選手では，通常の骨折に加えて疲労骨折する場合もあるため，状況にあわせた栄養サポートが必要となる。骨折は，骨がもつ強度を超えた外力が加わることで，骨にひびが入ったり，折れることで生じる。また，疲労骨折は，練習や試合を繰り返すことで外力が蓄積して生じる骨折である。疲労骨折においては，運動負荷の影響もさることながら，栄養不足や低エネルギー有効性によって生じている可能性もあるため，十分な栄養サポートを実施する必要がある。

骨折・疲労骨折における主な栄養サポートは，エネルギー，カルシウム，ビタミンD，ビタミンKの摂取量を管理することであるが，選手の治療時における栄養摂取の研究は少ないことから，具体的な摂取量は明示できない。最低でも日本人の食事摂取

基準[28]の推奨量に準じた積極的な摂取が望まれる。疲労骨折となった選手では，エネルギーの消費量と摂取量のバランスが崩れている場合が多く，生体内で利用できるエネルギー量が不足している可能性が高いことから，エネルギーバランスを評価し，必要なエネルギーを充足させる必要がある。

　カルシウムは大半が骨を形成する材料となるものの，筋収縮や血液凝固など生体内でもさまざまな生理作用を担っているため，カルシウムの不足はパフォーマンスの低下の要因につながると考えられる。また，ビタミンDは肝臓や腎臓において活性型ビタミンDとなることで，小腸でのカルシウムの吸収を促進させることができる。ビタミンDの特徴は，日光（紫外線）を浴びることにより皮膚でビタミンDが合成されることから，治療中の選手や屋内競技の選手では定期的に日光浴を行うことが推奨される。ビタミンKは，骨たんぱく質であるオステオカルシンを活性化させ，骨形成を促進することから一緒に摂取することが望まれる。選手の場合，練習や試合の実施によりエネルギーやカルシウムの消費量が一般の人よりも高いことから，骨折予防という観点ではジュニア期にカルシウムを積極的に摂取し，最大骨量を高めておくことが望ましい。

（8）スポーツ外傷・障害の治療中における体重管理

　スポーツ外傷・障害の治療中における体重管理は，練習や試合の中断に伴ってエネルギー消費量が低下する。このことから，通常と食事摂取量が変わらず，エネルギー摂取量が高い状態が続くようであれば体重および体脂肪量が増大する可能性があるため，注意しなければならない。外傷・障害の当該部位以外でトレーニングが可能であれば，可能な限り実施し，骨格筋量の維持および骨格筋の萎縮を回避する必要がある。

　治療中の体重管理を目的とした主食量（糖質量）のみを減らすような単一的な食事制限は，主食の極端な制限に伴う脂質の過剰摂取や微量栄養素の不足をまねく可能性がある。食事量の調整を行う場合には，食事の全体量を減らすことで栄養バランスを維持しながら，エネルギー量を効率的に制限するようにする。また，食事量が物足りず満腹感が感じられない場合には，野菜やきのこ類などエネルギーの低い食品を用いて食事のかさ（ボリューム）を増やすことが好ましい。加えて，食事の咀嚼回数を増やすことは満腹中枢を刺激し，少ない食事量でも満足感を得ることができるため食事量の調整に有効である。

（9）スポーツ外傷・障害時のサプリメント摂取と薬剤との関係

　スポーツ外傷・障害の治療中には，食事，サプリメント，薬剤の投与状況を把握する必要がある。手術を受ける患者を対象とした調査では，健康食品を摂取していた患者のうち約90％が手術1週間までに主治医に報告しなかったことが明らかになっている[197]。

　スポーツ外傷・障害の治療時には，投薬により1日の耐容上限量を超える栄養素も出現する可能性があるため，治療中は，医師や薬剤師，管理栄養士とサプリメントや

薬剤の使用状況を共有し，過剰摂取による弊害を回避する必要がある。栄養補給は，原則として食事から補給されることが望まれるが，外傷や障害の治療中には身体活動量の低下によって食事量を制限しなければならないこともある。鉄やカルシウム，ビタミンなどは食事制限に伴って不足しやすい栄養素であることから，不足分をサプリメントで補う必要もでてくる。治療中には，スポーツ栄養士や病院の管理栄養士による食事調査を受け，サプリメント摂取の妥当性を評価することが望ましい。

5．サプリメント

現在，日本ではサプリメントには行政的な定義はなく，多くは一般食品として扱われている。注意が必要な点は健康食品と医薬品とのちがいであり，口から摂取するもののうち，医薬品以外はすべて食品に該当する。そのため，サプリメントの多くは食品であり，特別用途食品，特定保健用食品（トクホ），栄養機能食品，機能性表示食品以外の食品は効果や機能の表示はできない（図3-8）。本項では，国際オリンピック委員会のサプリメント摂取の考え方[198, 199]に基づいて，日本における選手のサプリメントの使用実態を考慮しながら説明する。

一般食品 いわゆる健康食品 サプリメントなど	食　　品				医　薬　品 （医薬部外品 を含む）
	保健機能食品		特別用途食品		
	機能性表示食品	栄養機能食品 （規格基準型）	特定保健用食品 （個別許可制）	病者用食品・ 乳幼児用調製乳・ 嚥下困難者用食品 など	
効果や機能の表示 はできない	保健の機能表示 ができる （消費者庁の審査 不要，届出必要）	栄養成分の機能 表示ができる （消費者庁の審査 不要）	保健の機能表示 ができる （消費者庁の審査 必要）	特別の用途表示 ができる （消費者庁の審査 必要）	
許可マーク	なし	なし	あり	あり	

図3-8　食品と医薬品の大まかな分類

（厚生労働省　ほか：健康食品による健康被害の未然防止と拡大防止に向けて．2016年2月改定より著者改変）

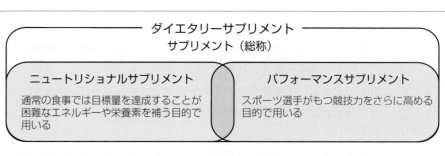

図3-9　大まかなサプリメントの分類（国際オリンピック委員会の提言）

5．1　サプリメントの分類と目的に応じた使用方法

　国際オリンピック委員会の提言によれば，サプリメントは主に大きく2つに分類される（図3-9）。選手の使用目的によって，通常の食事ではどうしても目標摂取量を満たすことができないエネルギーや栄養素を補うために使用されるもの（ニュートリショナルサプリメント）と，パフォーマンスを高める目的で使用されるもの（パフォーマンスサプリメント）である。なお，後述するエネルギーゼリーなどのスポーツフーズはニュートリショナルサプリメントに含まれる。しかしながら，両方の目的に使用されるものもある。

　選手の栄養状態が不良の場合，健康状態の悪化や練習量の減少とその質の低下，パフォーマンスの不調に陥ることが考えられ，栄養状態の改善のために摂取したサプリメントの効果を確認しやすい可能性がある。しかし，エネルギー・栄養素が目標摂取量を満たした食事をしている場合には，栄養状態が良好であることから，サプリメント摂取により栄養素を追加摂取したところで，その摂取の効果をみきわめることは難しい。また，大会や練習の前後，試合中などパフォーマンスの発揮のために，限界に近いレベルまで身体を追い込んで活動するとき（骨格筋や脳へのエネルギー補給が難しい場合など）や体内環境の恒常性が揺らぎかねないとき（水分や塩分の過度な損失で急な補給が必要なときなど）であれば，サプリメントの効果に気づきやすいかもしれない。

5．2　栄養素の摂取不足の予防や改善のために使用されるサプリメント（ニュートリショナルサプリメント）

　多くの微量栄養素は，エネルギー産生，新しい細胞や骨格筋のたんぱく質の構築など，パフォーマンスの向上に対して重要な役割を果たしている。単独または複数の微量栄養素の不足は，トレーニングに耐える能力や病気や外傷・障害を防ぐ能力を弱めること（例：鉄欠乏性貧血やビタミンD欠乏の影響による骨の健康への悪影響など）で，競技パフォーマンスを低下させる可能性がある。選手は，一般の人より不十分な食事や栄養素の摂取不足の影響を受けやすく，栄養素の要求量や代謝回転が速いことから損失のリスクが高い可能性さえある。

　通常の栄養状態は，血液検査による生化学検査値などの基準や身体計測値，体脂肪率などの身体組成の計測値により，「欠乏／潜在的な欠乏／正常」と栄養状態を評価することができる。そのため，たとえば貧血に関する指標では，血液中のヘモグロビン濃度は基準値内でも，体内の鉄貯蔵状態をより敏感に評価できるフェリチンの値が低値を示すことがあり，潜在的な鉄の欠乏状態を知ることができる。また，選手における鉄摂取の目標量のエビデンスもあることから，食事調査からの摂取状況と照合することが可能で，鉄の摂取不足が潜在的な鉄の欠乏状態に影響しているかどうかも評価が可能である。

表3-9　選手に摂取が必要とされる微量栄養素の例

栄養素	概　要	不足状態の診断	使用にあたっての注意点
ビタミンD	・多くの組織の遺伝子転写の調整に重要で，不足や欠乏は多くの身体機能に影響する ・多くの選手が年間を通じて不足のリスクがある	・ビタミンDの栄養状態の指標である血清25-OHビタミンD濃度には欠乏や不足，充足や耐容上限量を定義する共通見解がない ・サプリメント摂取の必要性は紫外線B波を浴びる量や肌のタイプによる	・選手向けのビタミンDサプリメント摂取のガイドラインは確立されていない（15μg/日程度と考えられている） ・摂取には注意深いモニタリングが必要
鉄	鉄摂取不足や体内の低利用率，エネルギー摂取不足，成長期の鉄必要量増加，高地トレーニング，月経血での損失，足底衝撃による溶血，汗や尿，便中への過度な損失で体内鉄の利用状況が悪化する可能性がある	複数の体内鉄の評価指標を同時に測定することが望ましく，鉄欠乏段階の判定が可能になる 推奨される指標： 　フェリチン，血清鉄，トランスフェリン飽和度 など	・通常の食事では摂取不足になりがちで，普段から鉄を多く含む食事を積極的に摂取する ・鉄の摂取不足が続く選手は推奨量より多い鉄摂取が必要 （女性：12-20 mg/日，男性：10-18 mg/日） ・食事内容の改善による鉄摂取量の増加を優先する
カルシウム	乳製品やカルシウムが豊富な食品を避けることや，エネルギー摂取制限，摂食異常はカルシウム摂取不足のリスクを増加させる	・カルシウムの栄養状態の適した指標はない ・骨密度測定は長期間の低カルシウム摂取の指標になるが，ビタミンD不足の状態や摂食障害を含むほかの要因も重要	・通常の食事では摂取不足になりがちで，普段からカルシウムを多く含む食事を積極的に摂取する ・低エネルギー有効性や月経異常を抱える選手の骨の健康状態の改善に1,000～1,500 mg/日のカルシウムと1,500～2,000 IU/日のビタミンD摂取は推奨される報告あり

出典）〔文献198），199）〕より著者訳，改変

　一方，パフォーマンス向上のための至適レベルについてはエビデンスが不足している。そのため，パフォーマンス向上のために栄養素の摂取が十分であることが明確にわかる評価指標や境界値が明確に示すことができないという問題点もある。

　選手の栄養アセスメントでは，理想的には詳細な病歴や栄養摂取状況の履歴，栄養摂取状況の調査，身体計測と身体組成の分析，血液生化学的検査を含むことが望まれる。選手が思いつきやその場しのぎでサプリメントを摂取するのではなく，栄養アセスメントの結果により，明らかに食事内容の改善だけでは栄養素の摂取不足の改善が難しい状況で，サプリメントに頼らざるを得ないと評価された場合に摂取を検討することになるであろう。このような状況下でサプリメント摂取が必要となることが多い微量栄養素の例を表3-9に示した。

5．3　エネルギーや栄養素の摂取に実用的な商品形態のサプリメント（スポーツフーズ）

　種々のスポーツ栄養のガイドラインは，さまざまな状況においてエネルギーや栄養素の目標摂取量を満たすことを明確に推奨している。選手は可能な限り目標のエネルギーや栄養素を通常の食品で摂取することが望ましい。しかし，準備や移動中の保管状況，練習や試合のスケジュール，胃腸の状況，利用できるエネルギー量のなかで各栄養素の目標摂取量に近づけようとする場合などでは，食事からの摂取が困難な場合

表 3 -10　スポーツ選手により使用される一般的なスポーツフーズと機能性食品の概要

種　　類	形態・食品	典型的な組成	選手における一般的な使用
スポーツ ドリンク	粉末, そのまま飲める液体	糖質濃度 5 ～ 8 %, ナトリウム濃度10 ～ 35 mmol/L, カリウム濃度 3 ～ 5 mmol/L	水分と糖質の同時摂取 練習・試合の前・中・後の水分補給とエネルギー補給
エネルギー ゼリー	180～200 gのアルミパウチ入りのものが多い	エネルギー：70 ～ 200 kcal/袋程度 主要なビタミンやミネラルは含まれるが商品間の差は大きい 食塩相当量は0.1 g/袋程度	練習・試合の前・中・後のエネルギー，電解質，水分補給に広く用いられている
栄養ドリンク剤	そのまま飲める液体, 高濃度の成分が含まれた粉末やゲル	一般的に糖質とカフェインのドリンク,含有成分や含有量はさまざま 注：タウリンやビタミンB群などの栄養素を含む場合もある	練習や試合の前や途中でのカフェインや糖質摂取のサプリメントとして用いられる場合もあるが，エビデンスが不十分なものも多い
スポーツゲル ゼリー菓子	ゲル：30～40 gの個包装 ゼリー菓子：40～50 gのパウチ入りが多い	個包装 1 個あたり糖質25 g, ゼリー菓子 1 個あたり糖質 5 g程度のものなど（カフェインや電解質を含む場合もある）	練習・試合の前・中・後の糖質摂取
電解質補給 サプリメント (経口補水液含む)	粉末 個包装 タブレット，液体	ナトリウム濃度50 ～ 60 mmol/L, カリウム濃度10 ～ 20 mmol/L, 一般的に低糖質濃度（ 2 ～ 4 g/100mL）	体重調整後の脱水状態への急速水分補給，長時間の持久性活動中の大幅なナトリウム損失への補給，大幅な水分とナトリウム欠乏への急速な補給
たんぱく質および ミネラル・ビタミン強化食品	牛乳，ヨーグルト， アイスクリーム，シリアルバーなど	通常食品に，たんぱく質，ミネラル（鉄やカルシウム），ビタミンなどの栄養素を添加し，強化している	選手の食事や補食として用いられる場合もある ビタミン強化米など

出典）〔文献198), 199)〕より著者訳, 改変

がありさまざまな問題に遭遇する。このような場合，多少高価でもスポーツフーズは目標とするエネルギーや栄養素の目標の摂取量を摂取するために便利である。表 3 -10に，一般的なエビデンスに基づいた使用が可能な製品の概要を示した[198, 199]。

5 . 4　栄養素以外の成分のサプリメント（パフォーマンスサプリメント）

　パフォーマンスサプリメントには，選手への適用が保証できる質の高い研究やエビデンスが不十分なものも多い。エビデンスとして報告されている情報も，日常の食事や練習などの影響ではなく，明らかなサプリメント摂取による効果かどうかをみきわめる必要がある。その一方で，カフェインやβ-アラニン，クレアチン水和物，重炭酸ナトリウムなどのようにパフォーマンス向上の効果がある程度認められ，スポーツ栄養の関連団体により報告されているものもある[200]。このうち，カフェインは日常生活においてもお茶やコーヒーから摂取しており，持久力の向上などパフォーマンスを向上させるエビデンスが多数報告されている。しかし，ドーピングにおける禁止物質の監視対象となっており，栄養ドリンク剤の多量摂取による健康被害が知られている。パフォーマンス向上のためにパフォーマンスサプリメントを摂取する際には，選手の体調や健康状態を良好に保つことの重要性を認識し，サプリメント摂取で健康を害することがないように十分に注意をする。

5．5　サプリメント摂取と過剰摂取，ドーピング違反のリスク

　特別な事情や問題がなければ，栄養摂取は食事から行うものであり，サプリメントの使用が優先されることはない。その理由には過剰摂取による健康被害やドーピング違反のリスクがあげられる。通常の食品においては，ある特定の成分を高濃度に含んだり，選手の健康状態や体調管理に悪影響を及ぼすレベルに達することはないが，サプリメントでは特定の栄養成分を人工的に濃縮したり，添加をするなどの作業工程を経ているものが多い。日本人の食事摂取基準で示されている指標のうち，耐容上限量は習慣的に摂取した場合の健康被害が生じるリスクのある量を示している。

　たとえば，鉄欠乏性貧血における食事の改善を行う場合，鉄を多く含む食品をうまく食事に取り入れたとしても，１日あたり40〜50 mgの耐容上限量を超える量を食事から習慣的に摂取することは難しい。その一方で，サプリメントの中には１粒で10〜20 mg程度の鉄を手軽に摂取できるものもある。そのため，サプリメントにより特定の成分を摂取する際には，日本人の食事摂取基準に示されている耐容上限量は超えない摂取にとどめるべきである。複数のサプリメントを使用しているときには，それぞれのサプリメントに同じ成分が含まれることがある。個別のサプリメントからの摂取量が耐容上限量以下でも合計したときに耐容上限量を超えないようにする。また，通常の食品には含まれないドーピング禁止物質が故意ではなく，混入している可能性もあり注意が必要である。このような場合には，サプリメント製品の食品成分表示にはドーピング禁止物質が含まれているとの表示がされていないことが多い。さらに，海外で製造されているサプリメントにはドーピング禁止物質が混入されている例も多く，成分表示も外国語で十分に理解できない場合も想定されることから，摂取を控えることが無難であろう。

　ニュートリショナルサプリメントとパフォーマンスサプリメントのいずれにおいても，サプリメントの摂取は過剰摂取やドーピング違反のリスクを背負う可能性があることに注意を払う必要がある。

コラム　整形外科ではたらくスポーツ栄養士

　私は外来の整形外科に勤務をしています。入職当時より，スポーツでけがをする学生や選手を栄養サポートしていく機会が多くありました。当時は学生時代の知識レベルで，けがをした選手がリハビリテーション中に増量をしないためにはどうすればよいかという視点でサポートしていました。しかし，サポートする選手は教科書通りにはいかず，提案通りに食事を食べてもらうことは非常に難しかったです。また，選手自身が体重を気にするばかりに，体脂肪量が増えて復帰までに骨格筋量が増えずリハビリテーション期間が延びてしまうなどの経験もしました。そのたびに，自分自身のサポートに自信を失っていました。その状況の中で，いろいろと調べるうちに，スポーツ栄養学の"なま"を学べる学会や公認スポーツ栄養士という資格を知り，もっと奥深い知識を得て現場指導に活かしていきたいというのが資格取得をめざすきっかけになりました。

　資格取得後は，受傷後のリハビリテーションからスポーツ復帰に向け，選手の活動量にあわせて綿密に栄養計画（栄養戦略）を立てることができるようになり，サポートスタイルも変わりました。また，教科書通りの提案ではなく，より"個"をみきわめて，そのバックグラウンドにある生活や活動スタイルを評価し，そこから目標にあわせた栄養サポートをするようになりました。

　たとえば，食事のタイミングを知るための，家から自宅までの距離や通学方法の確認，ご家族の食事のサポート体制（食事にどれぐらいまで協力できるか）の確認，朝練後の活動内容にあわせた補食の摂り方の提案などです。また，疲労骨折での来院時には，ご家族とも何度も根気よく面談を重ね，一緒にサポート態勢を整えて意識改革をお願いすることもありました。

　これらを取り組むことで，選手の身体組成やパフォーマンス向上として結果が現れてくるので，選手のやる気にもつながっていくのが実感できるようになりました。こうした点において，資格取得前後では，サポートに対する視点が変わったことで結果が伴うようになり，自分の仕事への自信にもつながるようになりました。

　医療と選手のサポートは全くちがう現場ですが，似ている点があります。それは，選手を支えるコーチやコメディカルがお互いを尊敬して，それぞれの立場での見解を出すことにより，選手（患者）・チーム自体のゴール・目標に向かってベストを尽くしていける点です（医療現場ではこれを"チーム医療"といいます）。その与えられた役割を果たすためには，自分自身の知識を得る努力は欠かせず，堂々とスポーツ栄養士の立場からの評価をチームに伝えることは大切にしています。

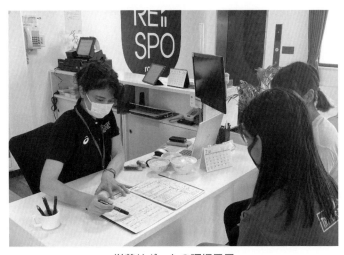

栄養サポートの現場風景

　また，リハビリテーション期間は，選手自身が身体をみつめ直す期間として私は考えており，そこにスポーツ栄養士として携われる機会があることを誇りに思います。病院という立場上，けがをしてからのサポートであるため，最初はとても暗い顔をしている選手が多く，栄養サポートといってもほとんどの方があまりピンこないです。しかし，治療のうえで何度かリハビリテーションや栄養サポートを重ねていくなかで，選手自身が自分のけがをした原因や習慣と向き合い（トレーニング・日常生活を含めた），これからけがをしないための身体づくりをしていくためには？　というように考え方が変わってきます。そこからは最終的に復帰に向けての身体づくりの目標を設定し，身体組成や筋力測定の結果などを照らしあわせながら次の目標へとつなげていきます。

　医療現場の多くは，競技復帰が最終ゴールとなるため，選手が"卒業する"時期は必ず訪れます。サポート終了時に，私自身が最後にエールを込めて提案する内容は，試合前の食事調整についてです。このときの選手のようすとして，選手自身が復帰後フィールドで活躍している場面を想像しながら目をきらきら輝かせて話を聞いている姿をみると，本当に達成感があります。

　現在，これらのサポート実績をきっかけに，プロチームと契約してスポーツ現場に携わったり，"けがをしない子どもたちをつくる"ということをコンセプトにジュニア期のけが予防・啓発活動にも力を入れて活動しています。

　最後に，スポーツ栄養士の資格や管理栄養士・栄養士の資格の仕事をめざす皆さんは，その資格を活かして自分自身がどのようなキャリアを積んでいきたいかを大切にしてください。この仕事は，選択肢が広いからこそ，資格をもってどう活躍していきたいか，そのためにはどういう武器（資格・知識・スキル・経験）をもった方が強みになるのかを考えながらチャレンジをしていくとおのずと道は広がると思います。

医療法人六人会ロクト整形外科クリニック　友利 由希

コラム　プロフェッショナルチームにおけるスポーツ栄養士の活動

　私が勤めているハイパフォーマンススポーツセンター（HPSC）は，オリンピックとパラリンピック，ジュニアからシニアまでと幅広い層の選手が利用する施設です。HPSCには，選手が利用する3つのレストランがあります。普段の業務では，各レストランを巡回しながら選手へ食事のアドバイスを行い，レストラン内に設置されている競技者栄養評価システムmellonⅡを活用した栄養サポートを行っています。mellonⅡは，選手が登録されている食事写真から選択した食事内容の登録を行うと，その場ですぐに栄養評価が可能なシステムです。そのほかに，競技団体からの依頼にあわせた栄養講習会を実施することもあります。

　HPSCは，1つの競技だけでなく，さまざまな競技の栄養サポートに携わることができるのが魅力です。また，実際にアドバイスした内容を選手が実施できているのか，レストランで実際の食事の様子を確認できることもやりがいのひとつです。

　レストランを巡回していると，選手の食事の好み，摂取量や食べる速さのちがいまで，いろいろな特性がみえてきます。しかし，幅広い選手層が利用するということは，多様なニーズにあわせた食事提供や栄養サポートを実施する難しさもあります。たとえば，合宿中の選手とリハビリテーションをしている選手，減量または増量を目的としている選手，どの選手にとっても適切なエネルギーや栄養素が確保できる食事の提供が必要です。特に，減量の場合は食べられる量が限られてしまうため，低エネルギー料理を提供することはもちろんですが，そのなかでも食材や味つけ，調理法に偏りがないかを確認し，選手に食事を楽しんでもらえるような工夫をしています。

　そのためには，レストランの給食管理業務を担う給食会社の管理栄養士との連携が大切です。また，選手のニーズにあわせた食事提供をするだけではなく，選手自身が自分に必要な食事の選択ができるようになることも，レストランの大きな役割です。給食会社の管理栄養士とは，献立内容の相談はもちろんですが，選手に必要な食情報の発信はどのようにしたらよいかなど，選手の利用状況をお互いに共有しながら話し合いを行い，日々のコミュニケーションを大事にしています。

　「日本代表選手の栄養サポート」はとても輝いてみえるものですが，実際にはパソコンの前で悩んでいる時間も多くあります。スポーツ栄養学についての知識はもちろん必要ですが，実際には教科書通りにいかないことがほとんどです。既存の資料を使って話していてもあまり選手に響かないと考え，時間はかかりますが，なるべく選手の食の好みや環境にあわせてオリジナルの資料を作成

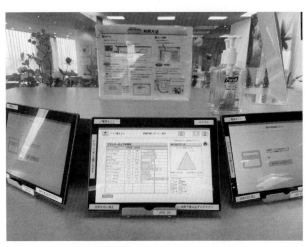

競技者栄養評価システムmellonⅡ

して話すようにしています。スポーツ栄養士として，学んできたことや経験をどのようにアレンジできるか，選手にどう伝えていくかがいつも課題です。その課題に対して，毎回新しいチャレンジができると思いながら，日々の仕事に楽しく取り組んでいます。

　私は，スーパーやコンビニでは，商品のパッケージに記載されている栄養成分値を見ること，新商品が出たら食べることを習慣にしています。メーカーによって，エネルギー・栄養素量，味や食感にどのような特徴があるか覚えるようにするためです。いろいろな商品の特徴を覚えておくと，急な質問にもすぐに対応ができるようになるので，いつでも具体的なアドバイスができる準備をしておくと安心です。

　また，料理は得意・不得意があるかと思いますが，管理栄養士は直接調理をする仕事でなくても，栄養計算や栄養相談，講習会資料の作成などで，料理の知識が必要な場面がいくつもあります。料理は苦手でも避けて通れません。目分量でつくれることも立派ですが，最初のうちは食材や調味料を丁寧に計りながら「重さを覚える」ことも経験しておくとよいです。そうすると，たとえば，選手から送られてきた食事の写真を見て栄養計算をするときに，このくらいの大きさなら何グラムというのがある程度わかりスムーズに計算ができるようになります。料理や栄養計算は私も苦手でしたが，学生のうちからでもできることはたくさんあります。勉強中の学生の皆さんは，ぜひ，自分の不得意なことに挑戦してみてください。

ハイパフォーマンススポーツセンター　国立スポーツ科学センター　渡口 槙子

第 4 章

選手に対する栄養サポートへの応用

この章を学ぶ前に・・

・栄養ケア・マネジメントの流れについて理解している

・一般の人を対象として給与栄養目標量から献立展開ができる

・ジュニア期に要求量が増加する栄養素について理解している

この章を学び終わると・・・・・・・・・・・・・・・・・・・・・・・・・・・・・・・・・・・・・

・選手を対象とした栄養ケア・マネジメント計画を立てることができる

・目的に応じた献立を作成できる

・ジュニア選手を対象とした栄養サポートのポイントを説明できる

1. 栄養サポートのポイント

　スポーツ栄養の基本的な知識を学べば，管理栄養士・栄養士以外の職種であっても，それぞれの時期に応じた目標摂取量は設定できるかもしれない。エネルギーや各種栄養素の目標摂取量を混ぜあわせた専用のドリンクなどをつくれば，簡単に必要なエネルギーと栄養素をすべて摂ることができるかもしれない。しかし，長い選手生活の間，その専用の栄養ドリンクのみを摂取して過ごすことは現実的ではない。身体づくりや練習・試合中のエネルギー補給あるいは早期の回復のためには，適切な栄養補給は重要であり，その点では食事もトレーニングのひとつと考える場合もある。

　一方で食事には，生理的な役割だけでなく，楽しみやリラックス，チームメイトとのコミュニケーションといった文化的・社会的役割もある（図4-1）。必要なエネルギーや各種栄養素を実際の食事でどのようにとるか，各選手の生活環境や知識・技術にあわせてアドバイスすること，実際の食事として提供することなどは管理栄養士・栄養士ならではの業務である。

　選手に対する栄養サポートの基本は，臨床や介護などの他分野で行われているものと共通している。基本的な手順は栄養ケア・マネジメントの流れに従って行われるべきである。選手に対する栄養ケア・マネジメントにおいて，ほかの臨床や介護，ライフステージ別の栄養ケア・マネジメントと大きく異なる点として，以下の2点があるだろう。

① 　減量中などを除き，多くの場合，エネルギーや各栄養素の目標摂取量は多く，それらをどのように食事として準備するか，対象の選手が食べることが可能な量にするかという工夫が必要であること。

② 　練習や試合の時間に応じた食事の時間や内容の配慮をした提供，栄養ケアの計画が必要であること。

生理的な役割	文化的・社会的な役割

生命や活動のエネルギー源	楽　し　み
生命活動を維持する，さまざまな活動を行うためのエネルギー源を供給する	味や香り，食感，見た目などを楽しむ，リラックス

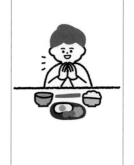

身体の材料	コミュニケーション
身体の構成成分や正常な機能を維持するための材料を供給する	食事の場を通じて，ほかの人とのコミュニケーションを図る

生活のリズム	文　　化
身体のさまざまな活動を引き起こすリズムをつくる	食事を通じて，伝統行事やさまざまな文化を継承する

図4−1　食事の役割

　理論的に必要な目標摂取量を設定したとしても，それを食事として実際に供給できなければ意味がない。また，多くのエネルギーや栄養素が必要な場合，多くの量を食べることができる選手ばかりではない。食の細い選手に対して，食べることが可能な量にするような工夫が必要である。選手や家族が食事を準備する場合には，目標摂取量を継続して摂取するための食品や料理の選択方法，準備方法を学ぶ必要がある。一方，通常は1日に必要なエネルギーや栄養素を，成人では3回，幼児でも4〜5回程度の食事ですべて摂れるような工夫をするが，選手の場合は，練習や試合の時間に応じて，何時に，どの栄養素をどのくらい摂るかという配慮もする。これらのことから，目標とするエネルギーや栄養素を食品や献立に展開するための，より高度な力が必要である。なお，本書では朝・昼・夕食以外に栄養ケア計画に従って，3食で摂りきれないエネルギーや栄養素を補ったり，トレーニングの時間などにあわせて計画的に食べたりするものを補食としている。また，間食は食事の間に食べるもので，単に空腹をまぎらわしたり，好みで無計画に食べてたりしているものを示している。

　選手は，勝利やベストタイムへの目的意識は高いが，それが必ずしも食事の改善意欲につながるとは限らない。まずは，食事改善がパフォーマンスに対してどのように影響するかを理解してもらう必要がある。そのうえで，選手自身の知識や技術，食事に関連した環境（学食，寮，近辺の食堂や店舗），周りの人（指導者，家族，チームメイト）などの状況を把握し，実現しやすい改善方法を提案する必要がある。

　食行動を取り巻く条件はとても多く，それらを整理したモデルとして，ヘルスビリーフモデルやプリシード・プロシードモデルなどがある。たとえば，ヘルスビリーフモデルは，期待―価値観の考え方を基礎として，ある行動に対する期待を認識することと，その行動によって生じる価値を認識することで構成されている。このモデ

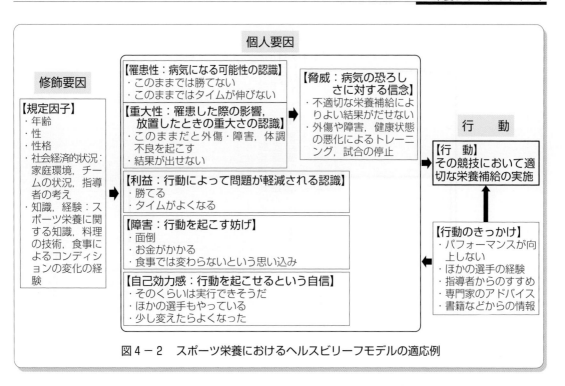

図4-2　スポーツ栄養におけるヘルスビリーフモデルの適応例

ルをパフォーマンス向上のための適切な栄養補給の実施という観点から考えると，図4-2のようになると思われる。スポーツ栄養における栄養ケア・マネジメントでは，適切な栄養補給をしないことによる影響を理解すること，あるいは適切な栄養補給による効果を理解すること，新たな行動を起こすことの妨げを減らすことが必要である。また，自己効力感（自分が新しい行動を起こせるという自信）を向上させるはたらきかけとして，成功体験（適切な栄養補給によりコンディションがよくなった・筋肉がついた経験をする，簡単な行動から試してみる），代理的経験（ほかの選手が食事を改善してよい成績が得られた経験を聞く），言語的説得（信頼できる周りのスタッフ等から「あなたならできる」と励ましてもらう），情動的喚起（身体やパフォーマンスの変化を自覚する）などを取り入れることができる。

　プリシード・プロシードモデルは，ヘルスプロモーション活動を展開するためのモデルのひとつである。このモデルは「アセスメントと計画」にかかわるプリシードの部分と，「実施，評価」にかかわるプロシードの部分から成り立っている。選手に対する栄養サポートの実施として考えると図4-3のようになる。

　これらのモデルは，変えたい行動に対して影響するさまざまな要因を整理しているものであるが，選手の食事を取り巻く状況を整理し，必要なサポートを検討するのに役立つであろう。選手の食事を取り巻く状況のひとつとして，実際に選手が食べる食べ物を提供することや，選手自身や周りのスタッフ等が食事に関連する行動を変えることをサポートすることが大切である。

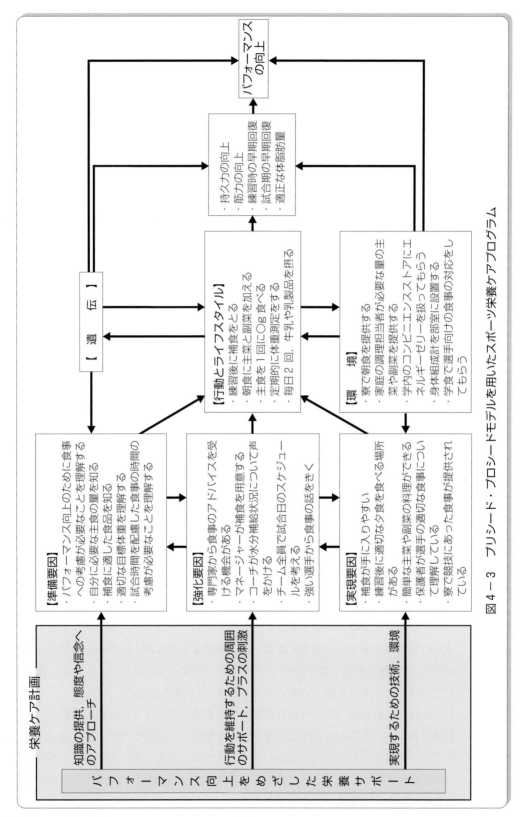

図4-3　プリシード・プロシードモデルを用いたスポーツ栄養ケアプログラム

2. 選手を対象とした栄養ケア・マネジメント上の配慮

　一流の選手だけでなく，部活動でパフォーマンスの向上をめざしている学生や生徒，マラソンで4時間以内の完走タイムをめざしている一般の市民ランナーなどからの「栄養指導してほしい」，「相談に乗ってほしい」という依頼は数多くある。知人だから，あるいは勉強になるからと無償ボランティアとしてかかわる場合もみられるが，現在は，スポーツ栄養の対象者に適切にスポーツ栄養マネジメントができる質を担保された公認スポーツ栄養士（コラム参照）がおり，システム化された質の高い栄養ケア・マネジメントを受けることが可能である。しかしながら，栄養サポートは管理栄養士・栄養士が独占している業務ではないため，部活動の顧問やコーチなどの指導者がサプリメントの摂取や食事のアドバイスをしている現状もある。選手への栄養サポートは誰でもできるという認識が世の中にあるのも事実であろう。

　日本においては，以前より公的または民間のサービスで選手に対する無料の栄養サポートや栄養相談が行われることも多い。このような場合，対象選手の状況把握が不十分な状態で行われ，一方的な知識や情報の提供にとどまりかねない。管理栄養士・栄養士においても，依頼された1回限りの栄養セミナーの実施だけで，そのチームの栄養サポートをしていると認識している場合もみられる。また，栄養サポート実施後の対象者の変化や実施したサポート自体の評価ができず，いわゆる「実施した事実だけ＝やりっぱなし」という状況になる点は問題である。

2．1　スポーツ栄養マネジメント

　選手を対象としたスポーツ栄養マネジメントは，傷病者や低栄養の予防や改善を目的とする高齢者を対象とした栄養ケア・マネジメントとは別に，体系化され，公表されてきた。栄養ケア・マネジメントは，個人を対象として整備されてきたが，選手を対象とした栄養ケア・マネジメントではチームや部活動単位で依頼されることが多く，従来の栄養ケア・マネジメントの様式にあてはめることができなかったと報告されている[201]。チーム全体のマネジメントのなかに選手ごとの個別のサポートが複数並行して実施される多重構造となることが示されている（図4-4）。

　上記の個人サポートの流れを抜き出し，詳細にした選手個人を対象とした栄養ケア・マネジメント構造を図4-5に示した。本項では，これ基づいて説明する。

2．2　選手を対象とした栄養ケア・マネジメントの流れと各構成要素と配慮
（1）栄養ケア・マネジメントの目的の明確化とスクリーニング

　選手個人の栄養サポートでは，まず最初に十分に聞き取りを行い依頼内容の整理を行う。そのうえで，栄養ケア・マネジメントの目的を明確にする。スポーツ栄養の対象者は幅広いが，健康の保持・増進や生活習慣の予防や改善のために運動をしている場合，本来なら医師の指導の下で栄養ケア・マネジメントがされるべき事例も含まれ

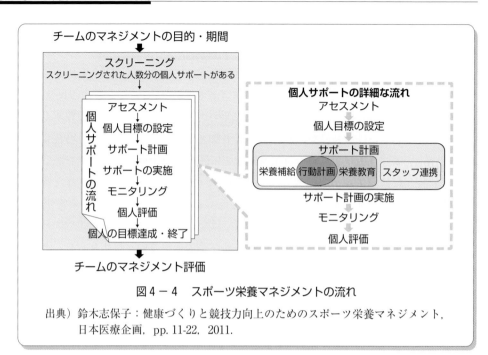

図 4 - 4　スポーツ栄養マネジメントの流れ

出典）鈴木志保子：健康づくりと競技力向上のためのスポーツ栄養マネジメント，
日本医療企画，pp. 11-22，2011.

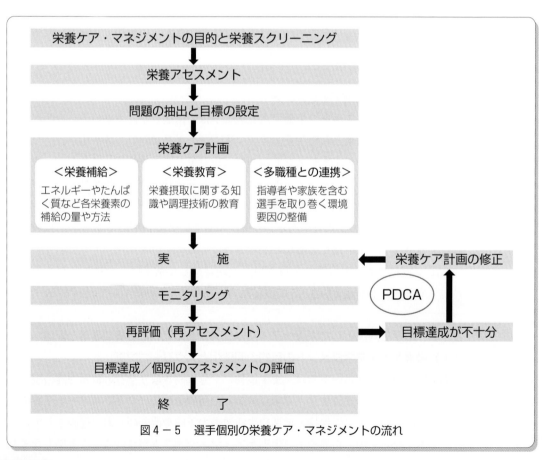

図 4 - 5　選手個別の栄養ケア・マネジメントの流れ

ることがある。そのため，スクリーニングの段階で，医療機関の受診をすすめる場合もあり得る。また，選手からの相談を受けた場合にも，栄養ケア・マネジメントの目的を設定するまでに考慮すべき内容が多い事例があるため注意を要する。

　3か月間で5～6kgの減量を希望する女子柔道選手がいたとする。この選手から聞き取った内容では，体脂肪率は10％程度で，過去に計量前に減量が間に合わず，極端な食事や水分摂取の制限，発汗による脱水などの体重操作を繰り返し行ってきたという。このような場合では，十分に選手や指導者と話し合い，階級の変更や除脂肪量を減少させる身体づくりも含めた目的の設定になる可能性もある。これ以上の体脂肪量の減少は，健康上のリスクがある（第2章，第3章参照）。これらを関係者に説明し，置かれた状況で可能なことと困難なことを整理して栄養ケア・マネジメントの目的を明確にする。このように栄養ケア・マネジメントの依頼を受けてその目的を明確にするスクリーニングの作業は重要である。

（2）栄養アセスメント

　栄養ケア・マネジメントの目的達成のために現状を把握し，栄養アセスメントとして実施できる項目を設定する。これらの項目の評価方法や条件は，実施，モニタリングや再評価をする際にも同様の方法や条件で栄養アセスメントできる必要がある。選手を対象とした栄養アセスメント項目を表4-1にあげた。

　体重や体脂肪率測定では，早朝の起床後空腹時排尿後を条件として測定し，モニタリングや再評価も同じ条件で行うことが望ましい。これは，練習や食事の前後といった測定条件や体脂肪率測定に用いる機種の測定原理が異なれば，測定値に大きな誤差

表4-1　選手を対象とした栄養ケア・マネジメントにおける栄養アセスメント項目例

	項　　　目
身 体 計 測	身長，体重，体脂肪率（皮下脂肪厚法，生体電気インピーダンス法など），周径囲（ウエスト，上腕囲，大腿囲 など）
臨 床 検 査	血液生化学検査，尿検査，血圧，安静時代謝量，骨密度測定 など
臨 床 診 査	視診（爪，肌，顔，口唇などの血色やつや，表情，浮腫 など） 問診（主訴，既往歴，受傷歴，故障の有無，家族歴，健康状態，過去の体重変動 など）
体 力 測 定，パフォーマンステスト	対象競技にあわせた筋力（最大挙上重量 など），筋持久力，柔軟性，持久力（シャトルラン，YoYoテスト など），敏捷性，瞬発力の測定 など
食 事 調 査，生活習慣調査	食事調査（食事記録法，食物摂取頻度調査法 など），生活習慣調査（菓子類や夜食の摂取状況，食事時刻，欠食などの食習慣，飲酒習慣，運動習慣やサプリメント使用 など）
エネルギー消費量の推定	生活時間調査法，スポーツ活動中およびスポーツ活動外の身体活動量やエネルギー消費量の測定
知 識 ・ 態 度	栄養に関する教育歴，調理技術の情報源，食事改善の意欲 など
食 環 境	調理担当者，飲食店・食料品店の状況，調理器具の状況 など

が生じるからである（第3章参照）。しかし，選手やチームの事情によって測定場所や時間の制約を受ける場合も多くある。さらに，体重測定や身体計測が，管理栄養士・栄養士が実施するほか，チーム内で定期的な測定を実施している際にはそのデータを共有させてもらうことも考えられる。この場合には，モニタリングや再評価の際にも実施できる測定方法や条件となるように，事前に打ち合わせる必要がある。

　食事調査にはいくつかの方法があり，それぞれ長所と短所がある。そのため，調査の目的や選手への負担を考えて実施する。食事記録法では，何を，いつ，どのくらい，どのようにして食べたのかなどの詳細な情報が得られるが，食事内容や重量あるいは目安となる量を記録するなどの作業を依頼するため，選手への負担が大きい。習慣的な栄養摂取状況の把握であれば，食物摂取頻度調査などの利用も考えられる。現在いくつか利用可能な調査があるが，選手の栄養摂取状況が評価できる競技者用食物摂取頻度調査[202]も開発されている。食事量が多く，練習前後の補食なども習慣的に摂取するなど，一般の人と食事の摂り方が異なる選手の食事調査が可能である。また，最近は，選手の多くがスマートフォンを携帯しているので，食事内容や目安量を筆記して記録するより，食事の写真や食べた商品や包装紙の成分表示などを撮影し，内容を説明したテキストデータとともに，管理栄養士・栄養士に送信する方法も広く行われている。このアセスメントとしての食事調査は，対象選手の栄養摂取量の現状把握のために実施されるため，栄養ケア・マネジメントの目的を達成するための介入を行う前の栄養評価となる。

　エネルギー消費量は，選手のエネルギーの目標摂取量を設定する際に重要であるが，正確に測定することは難しい。競技によってはウェアラブル端末の装着が危険な場合も考えられるため，実施可能で，かつ選手に負担が少ない方法を併用しながら，エネルギー消費量の推定を行う[203]。現在の食事量と体重変動から推測することも現実的である（第2章参照）。

　そのほかの臨床検査や臨床診査，体力測定などは，チームで実施している定期的な検査や測定の結果の情報共有をさせてもらうことが多いと思われる。

（3）問題の抽出と目標設定

　アセスメント結果から，栄養ケア・マネジメントの目的を達成するための問題点を抽出する。目的が減量の場合であれば，アセスメントでは身体計測により体重や体脂肪率などの測定値が得られただろう。これをもとに，除脂肪量などを算出し，評価および目標設定を行う（第3章参照）。選手の減量において，ほとんどの場合，除脂肪量を維持あるいは増量することが求められ，減量するものは体脂肪量となる。減量すべき体重が多い場合には，最終目標を設定すると同時に，短期目標（1か月後など），中期目標（3～6か月後など）のような期間別に設定することで，一見困難に思われる最終目標に到達するための具体的スケジュールと数値目標が明らかとなり，実行しやすくなるであろう。このようにアセスメントにおいて測定や調査が行われ，得られた数

値が栄養ケア・マネジメントの目的を達成するための数値目標となる。目標は結果目標ともいわれ，目標の設定に際しては，指導者や選手本人と情報共有しながら進めていくことが重要である。特に，期間別の目標の数値は試合やレースの実施時期なども考慮して，指導者だけでなく選手も納得して設定される必要がある。

結果目標を達成するために，行動目標が決められる。アセスメントの問題点としてあげられた内容のうち，目的の達成や結果目標の達成のために問題となる生活習慣や行動に対して，それを改善する。すなわち，いつ，どこで何をどのように行うかの具体的な内容で示す。

この行動目標を行うためには，なぜそれを行う必要があるのかを理解するための知識や，行動するための技術や態度（意識なども含む）を身につける必要があり，そのための学習目標が設定される。同時に，選手だけでなく家族や指導者にも，これら結果目標や行動目標，学習目標などの情報共有を行い，選手がこれらの目標を達成できるための配慮や環境整備を依頼する場合も多い。これは環境目標として位置づけられる。以上の問題点の抽出から目標の設定に関しての大まかな流れを図4-6に示した。

アセスメントの項目によっては，問題点がうまく抽出されない場合があることにも注意が必要である。たとえば，減量が栄養ケア・マネジメントの目的である場合に，食事調査では過小申告の可能性がある。特に，以前より減量や体重管理が課題になっている選手は，食事調査において記録内容が不十分な場合や，過小申告となる場合もみられる。食事調査結果からのエネルギー摂取量が目標摂取量より少ない評価であっ

	アセスメント項目	抽出される問題点の例	目標の種類	評価の種類
目的達成のための問題点（数値）の抽出	身体計測（体重，体脂肪率）	体重および体脂肪率など計測値と目標値の比較による評価など	結果目標	結果評価
問題点（数値）に影響する生活習慣（主に行動）を抽出	食習慣，生活習慣の聞き取り調査	栄養摂取の過不足の原因となる生活習慣など	行動目標	影響評価
	食事調査（栄養摂取量）	得られた栄養摂取量と目標摂取量の比較による評価など	行動目標	影響評価
抽出された生活習慣に影響する知識や態度を検討	食習慣や生活習慣，食知識，食環境の聞き取り調査他	朝食摂取の意義や補食の知識が理解されていないなど	学習目標	影響評価
生活環境や家族，チームなど選手を取り巻く環境の要因を検討		学校やチームの規則，居住環境や家族の協力の度合いに問題があるなど	環境目標	影響評価

図4-6 アセスメントからの問題点の抽出と目標設定の大まかな流れ

たとしても，食習慣の丁寧な聞き取りや体脂肪率測定などから重要な問題点を見過ごさないように抽出を行う。また，朝，昼，夕の3食ではエネルギーを目標摂取量の範囲内で摂取していても，夕食後の間食で菓子類からのエネルギーの摂り過ぎの習慣が判明すれば，これが"エネルギーの摂り過ぎ"として問題点に抽出される。アセスメントの項目によっては問題点の抽出がうまくされないことがあるため，栄養ケア・マネジメントの目的を達成するために，複数のアセスメント項目を実施し，確実に目的を達成できる問題点の抽出と目標設定ができるように努める。それが栄養ケア計画を作成するうえでも重要となる。

（4）栄養ケア計画

　目標が設定されると，それぞれの目標に対して具体的な計画を立てる。栄養ケア計画（サポート計画）では，そのための栄養教育，選手を取り巻く指導者や家族，トレーナーなどとの連携や環境の整備などがあげられる。アセスメント結果からの問題点の抽出と目標設定，そしてそれぞれの目標に対する栄養ケア計画の流れを図4-7に示した。この例は，栄養ケア・マネジメントの目的が減量（準備時期に半年で7kg減量）で，柔道女子63kg級の選手が次の大会に階級を1つ下げて出場希望の場合である。図4-6で示した大まかな流れに沿って，アセスメントの問題点の抽出から目標設定および栄養ケア計画作成において，仮に具体的に想定される内容を設定して示したものである。

　アセスメントの身体計測の結果より，体重および体脂肪量が多いことが問題点としてあげられた。そのため，体脂肪率を30％から20％に減少させ，除脂肪量を維持し体脂肪量の減少だけで最終目標の57kgに到達する目標設定となった。減量幅が比較的大きいこともあり，短期や中期の目標体重を設定することで，いつまでにどのくらいの減量をしなければならないかが可視化され，スケジュールが具体的な結果目標として作成される。この結果目標を達成するためには，1日約400kcalのエネルギー摂取量の減少が必要である。そこでこれをもとに，栄養ケア計画の栄養摂取計画を作成する。この場合，食事調査で量的に評価された問題点から，通常の食事で油脂を使った調理法や脂質の多い肉類の摂取が多い点を改善することで約200kcalの減少が期待できる。

　さらに，朝食量が不足しているため500kcalのエネルギー摂取量を増加させる一方で，食事のほかに習慣的なチョコレートやデニッシュ，バタークリームがサンドされている菓子パンの摂取や夕食後のクッキーやポテトチップスなど脂質の多い菓子類の摂取を改善し，エネルギー摂取量を約700kcal減少させる。これらを調整することにより200kcalの減少となり，全体で1日あたり約400kcal減少の具体的な栄養摂取計画が栄養ケア計画として作成できる。

　具体的な行動目標としては，朝食量が極端に少ないことが午前中の菓子類を中心とした間食の多い原因であると予想されたため，朝食の内容を段階的にでも増やす

●栄養ケア・マネジメントの目的　減量（6か月で−7kg）の場合の問題点の抽出から目標設定と栄養ケア計画設定例
【柔道女子（63kg級）が階級変更のための減量を目的とした場合】

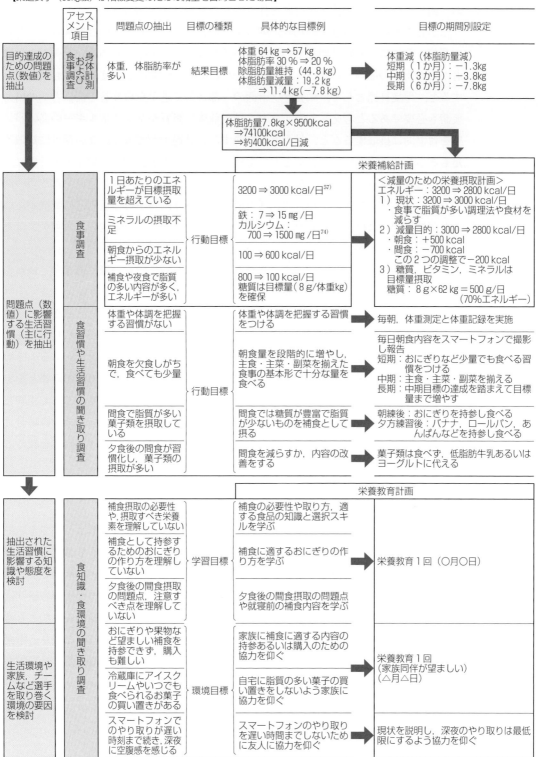

図4-7　選手を対象とした栄養ケア・マネジメントにおける栄養ケア計画設定までの流れの具体例

ことが優先順位の高い行動目標と設定できる。この場合，結果目標ではないが，段階的に朝食量を増やす栄養ケア計画を作成することも可能であろう。

　しかしながら，この選手の場合，朝食量を増やすには夕食後の間食を減らすことも大事で，それには就寝時間を早めるなど生活全般を見直す必要がある。チームや指導者からの指示のeメールなどのメッセージのやり取りが深夜まで及ぶことも原因だとすると，環境目標として，栄養ケア計画の一部として選手を取り巻く関係者への協力要請も必要であると考えられた。また，練習前後に脂質が多くエネルギーの高いパン類を習慣的に摂取するなど，補食として適する食品選択ができていない背景に知識不足もあった。そのため学習目標としてあげられた内容の栄養教育も栄養ケア計画に組み込む必要があった。栄養ケア・マネジメントの目的である減量を達成するための問題点として，アセスメント項目の生活習慣の聞き取り内容から体重測定の習慣がないことが抽出できれば，行動目標としてこれを習慣化することを設定し，栄養ケア計画に組み入れることができる。

　以上，栄養ケア計画の具体例を示したが，これはあくまでも一例に過ぎず，個々の栄養ケア・マネジメントでは栄養ケア計画への流れも異なるであろう。

　栄養アセスメントの結果のフィードバックから栄養ケア計画の提示までは1回の栄養指導で説明することが多いと思われる。しかしながら，こちらが提示した栄養ケア計画に対して，選手から実施が難しいなどの理由で変更を求める場合もある。その際には，栄養ケア・マネジメントの目的達成のために作成されたものであることを十分に説明したうえで選手の主張を十分に聞き取り，可能な範囲で必要に応じて相談しつつ修正することも必要である。栄養ケア計画の内容が多すぎて実施できない場合には，選手と相談しながらも目的や目標の達成のために優先順位をつけ，内容を絞ることが場合によっては必要である。

（5）実施とモニタリング（進行状況の確認）

　栄養ケア計画の実施では，栄養計画のひとつに選手自身がセルフチェックできるモニタリングの内容を入れておくとよい。前述の例では，「毎朝，体重を測定して記録する」，あるいは「段階的に増やしていく朝食の内容を毎日スマートフォンで写真撮影して送信し，報告する」などである。また前述の夕食後の間食での菓子類の摂り過ぎが問題点として抽出された選手では「夕食後に口にしたものを記録する」なども考えられる。このようなセルフモニタリングを入れることで行動変容につながり，栄養ケア・マネジメントの目的が達成されやすくなる。また，再評価までの間に管理栄養士・栄養士が選手のもとに出向き，途中経過のモニタリングやカウンセリングを行い，栄養ケア計画の実行状況や実行するうえでの問題点を十分にヒアリングし，再評価の際に反映させる。あるいは，必要に応じて栄養ケア計画の修正をする。

（6）再評価と栄養ケア・マネジメントの評価

再評価は，栄養ケア計画において設定した期間の栄養ケア計画とモニタリングを実施した後で行う。最初の栄養アセスメントと同じ項目と条件で再度測定や調査をする。再評価の結果，すでに個人目標が達成された場合はその目標に対する栄養ケア・マネジメントは終了し，栄養ケア・マネジメントの評価をする。

目標の達成状況が不十分であれば，個人目標に対しての栄養ケア計画が適切ではなかった可能性があるので，修正を行う。さらに，再度，実施とモニタリングを行い，PDCAサイクルとして栄養ケア・マネジメントを継続する。

選手個別の栄養ケア・マネジメントの評価では，栄養ケア・マネジメントの目的や各目標の達成状況や管理栄養士・栄養士が対象選手の栄養ケア・マネジメントに要した時間と費用などを算出し，経済的な評価なども行う。主な評価の種類を表4-2に示した。

表4-2　選手個別の栄養ケア・マネジメントの主な評価項目

評価項目	栄養ケア・マネジメントの位置と内容
結果評価	結果目標の達成状況を評価する
影響評価	選手の行動目標，行動目標，環境目標の達成状況を評価する
企画評価	実施において準備が適切に行われたかを評価する
経過評価	実施において実施される目標がマネジメントの流れに従い進んでいるかを評価する
経済的評価	全体でかかった費用と得られた効果との関係を分析し，経済性を評価する

2.3　選手に対する栄養ケア・マネジメントにおける行動変容技法

栄養ケア・マネジメントの実施においては，選手との対面あるいはリモート，eメールのやり取りなどでコミュニケーションをとることが多数生じる。そのような場合に，選手の行動特性にあった行動変容技法を用いると効果的な栄養ケア・マネジメントの実施が期待できる。

広く知られている刺激―反応理論を応用した行動変容の技法と選手で考えられる具体例を表4-3に示した[204]。このうち，随伴刺激をコントロールすることで，行動を促し強化することをオペラント強化という。これは行動（反応）による結果が望ましい場合，その結果が正の強化刺激（正の強化子）になり行動が促進される。一方，行動（反応）による結果が望ましくない場合，その結果が負の強化刺激（負の強化子）となり行動が抑制される[205]。選手においては"メダルを獲得する"，"レギュラーになる"，"記録が向上する"，"けがが減る"など，目標や報酬が明確でその数も多いため，活用しやすい行動変容技法である[205]。表4-4に選手におけるオペラント強化（随伴刺激）の例を示した。

127

表4-3　刺激─反応理論を応用した行動変容技法と選手で考えられる具体例

行動変容技法	内　　　容	選手で考えられる具体例
刺激統制法	刺激を抑制することで，食行動（反応）を管理すること 刺激を促進することで，望ましい食行動をとらせること	お菓子の買い置きはしない／補食を持参しコンビニに立ち寄らない 冷蔵庫にゆでたにんじんや青菜のお浸しを常備し，色の濃い野菜の摂取を増やす
反応妨害・拮抗	反応として起こる行動を抑えること	お菓子を食べたくなったら，5分待ってみる
行動置換	抑えたい行動を別の行動に置き換えること	夕食後お菓子を食べたくなったら，歯磨きをして，ストレッチ体操をする
オペラント強化	望ましい結果を増やして行動を促進したり，望ましくない結果を増やして行動を抑制したりすること	菓子類を減らすことで体脂肪率が減る，朝食を欠食することで，朝練でバテやすくなる

出典）津田謹輔 ほか 2022.〔文献 204)〕より著者改変

表4-4　選手におけるオペラント強化（随伴刺激）の例

目標とすること	強化子の扱い	選手に効果のあるオペラント強化 （随伴刺激の例）	反応による 行動内容
朝食を必ず食べる	正の強化子を与える	朝食を食べた人は，練習後の補食が提供される 朝食を食べたら指導者や家族にほめられる	促進させる
	負の強化子を除く	朝食内容で消化が遅い脂質が多いものを除いた内容にする	
夕食後のお菓子をやめる	正の強化子を除く	自分の部屋にお菓子を持ち込まない，買い置きしない	抑制させる
	負の強化子を与える	夕食後にお菓子を食べないことを1週間できたら，自分へのご褒美としてケーキを食べる	

2．4　栄養ケア・マネジメントの栄養指導記録

　臨床や健康増進における栄養ケア・マネジメントや栄養指導では，その実施記録が残され，その患者や対象者に関する情報の守秘義務をもつ多職種のスタッフ間で共有されることが多い。選手に対する栄養ケア・マネジメントにおいても，実施者は選手個人に対する栄養指導記録を残すことが求められる。多くの場合，個々の選手が栄養ケア・マネジメントの対象者となった際の栄養ケア・マネジメントの目的の設定から記録がはじまるが，これは指導したり結果を説明するというより，栄養ケア・マネジメントの目的を設定するためにカウンセリングを行った内容やその根拠を記録するものとなるであろう。チームを対象にスポーツ栄養マネジメントを依頼された場合は，チーム全体の目的やスクリーニングを含め，すべての段階の記録を残すことが望ましい。その後，選手個別のアセスメントの実施項目の決定や実施に関しての準備，使用する調査用紙の配布など時系列で書き残していく。その例の一部を図4-8に示した。

　この実施記録には栄養アセスメントの項目やその結果，栄養摂取の目標摂取量の算定の根拠と評価などの詳細な記録もあわせて行うと，対象者や家族，ほかのスタッフ

日　時	場所	面談者	指導内容	次回までに準備することなど
202X/4/1 15:00 ～ 15:30	ミーティングルーム	A選手と監督B氏	【栄養サポートへのニーズの聞き取り】 最近のA選手が体重が増え，……，ひざの痛みが出やすくなった。 【サポートの目的の設定と確認】 増加した体重の減量を目的とすることで，A選手，B氏とも了解が得られた。 この3か月に3kg増え，現在，身長…cm，体重…kg程度で増えた状態が継続。 【次回の予定と配布物】 4月8日13時から，栄養アセスメントを予定。 ・食事調査用紙を渡し，記載方法を説明（明日4月2日以降で，練習がオフの日と，～○日に記録）。 ・ごはんや食品の計量のためにクッキングスケールの貸し出し。 　（機器整理番号：…） ・食習慣・生活習慣調査票を配布。（記載して次回持参） ・身体計測のための服装についての連絡。	選手：調査と記録
202X/4/8 13:00 ～ 14:00	ミーティングルーム	A選手	【配布し調査用紙と記録用紙の回収と内容確認】 ・食事記録，食習慣・生活習慣調査票の回収と記載内容の確認と聞き取り。 　⇒次回までに栄養分析し，フィードバック 【栄養アセスメント】 ・身体計測：皮下脂肪厚保と周径囲計測。 【次回の予定】 4月15日13時から，本日の測定，食事記録の結果返却。 監督にも同席していただくように依頼。	
202X/4/10 9:00 ～ 11:00		作業	【身体計測結果まとめ】 身　長（持参したポータブル身長計使用）…cm， 体　重（○○社型番△△を使用）…kg 皮脂厚　上腕背部　…mm，ふくらはぎ内側…mm 周径囲　上腕筋囲（安静）…mm，臀囲…mm 骨　幅　ひじ…mm，膝…mm 体脂肪率…%，除脂肪量…kg	フィードバック用紙作成 （次ページに添付）
			【栄養摂取の目標値を設定】 ・エネルギー：除脂肪量…kg， 　　　　　　　トレーニング状況よりPAL2.2に設定 　　　　　　　27.5kcal/除脂肪量kg×除脂肪量…kg×2.2より 　　　　　　　……kcal/日に設定 ・たんぱく質：…… ・脂　　質：…… ・ビタミンC 【食事記録からの栄養分析】 3日間の食事記録では調査日のパターンで摂取量の差が激しかったので，トレーニング日2日間の平均および休養日1日の2パターンで分析結果を示すことにした。 　……………… 【食習慣・生活主幹調査と聞き取りのまとめ】 ・菓子類の摂取が多い（特に，夕食後） 　……… 【栄養アセスメンからの問題点の抽出および目標の設定】 ★身体計測値について 体重…kg，目標設定増加した3kgを減量するが，体脂肪量…kgと多め。当初3kg増えた体重を脂肪量のみ3kgの減量，除脂肪体重…kg維持だと，体脂肪率○○％と選手が希望している体脂肪率にも近づく。体脂肪量3kgの減量を3か月でめざすことを目標とする。短期目標は1か月で1.2kg減とする。 ★食事および栄養摂取について 　………… 【栄養ケア計画（案）】 1. 夕食後の菓子類をやめ，乳製品の摂取に切り替える。 2. ……。 3. ……。	食事調査のまとめ作成 ・栄養摂取の目標値 ・栄養分析結果を左記の2パターンで示す ・食習慣や生活習慣で栄養摂取にかかわる内容からの問題点や改善案（栄養ケア計画案）を簡潔にまとめて記載 （フィードバック用紙を次ページに添付）
202X/4/15 13:00 ～ 13:30	ミーティングルーム	A選手と監督B氏	【調査結果の返却と説明】 ・身体計測結果：測定結果の説明と，目標設定の考え方を説明，今回は体脂肪量3kgを3か月で減量すること，監督選手ともに納得，同意。 ・食事調査結果：夕食後の菓子の取りすぎ…… 　……，以上より，栄養ケア計画の案について同意。 【次回の予定とモニタリング用紙の配布と説明】 4月22日13時から，本日の測定，食事記録の結果返却。 <選手のみの予定> 体重記録用紙：早朝空腹時の条件を合わせ，自宅体重計で計測。 夕食後の菓子類摂取の記録用紙：成分表示の写真を撮影して，次の面談の際に見せてもらう。 　……	モニタリング用紙は次回面談の際に記入のうえ，次回面談の際に持参してもらう

図4-8　選手（個人）を対象とした栄養ケア・マネジメントにおける栄養指導記録の例

からの問い合わせがあった際の回答に役立てる。栄養ケア・マネジメントを行う際の
PDCAサイクルでの改善，修正案の作成時の検証にも有効である。

　臨床で用いるカルテと同様に，個人の選手に関する情報はすべてこの実施記録に張
りつける，あるいはファイリングするなどで時系列にし，忠実に記録された内容であ
ることがわかるようにする。

3．食事提供の実際

　選手への栄養サポートでは，必要なエネルギー・栄養素量が含まれた献立を作成し，
食事として具現化させなければならない。

　献立作成は，個人のみではなく集団を対象とする場合も多い。1食のバランスを考
慮することに加えて，1日に必要な目標摂取量を朝食，昼食，夕食，補食でどのよう
に組み込むか，数週間あるいは数か月の単位で考え，チームの目的や選手の目標を達
成できるような食事提供が求められる。加えて，食事は，食べたいという欲求や楽し
い，おいしい，美しいなど選手の精神的な支えでもある。このことから，競技種目，
目的，パフォーマンスを最大限発揮できることを念頭におきながら，身体的・精神的
な側面を考慮した献立作成の配慮が必要となる。

3．1　食事の構成とその考え方
（1）食事の提供方式とその留意点
　食事の提供形態はさまざまなものがあり，選手の給与栄養目標量に基づいて一定の
食事を提供する定食方式，定食が2種類以上準備されている複数方式，主食や主菜，
副菜などを選手の好みで選択できるカフェテリア方式（バイキング方式あるいはビュッ
フェ方式）に分けられる。
① 定食方式　　単一的な食事の提供であることから，選手の嗜好性や季節，地域性
　などを考慮する必要があり，食事の選択ができないことから残食量をもとに献立
　の再評価を行う必要がある。
② 複数方式　　定食方式よりも食事の選択の幅が広がるが，提供する厨房の規模に
　よっては調理できる食事に限界があるため，厨房施設によって食事の種類が制限
　される可能性がある。
③ カフェテリア方式　　選手が食事を自由に選択できることから，体調や競技にの
　ぞむ際にコンディションにあわせた食事の選択ができるよう栄養教育を行う必要
　がある。その一方で，一定期間の提供によって選手が選択する食品が固定され，
　補給する栄養素に偏りが生じることもある。
　食事提供の際には，管理栄養士・栄養士がどのように献立を作成するかに加え，生き
た媒体である食事の提供を通して選手への栄養教育を並行して行うことが求められる。

（2）食事区分と選手が摂るべき食事の基本形

　選手自身が食事を選択できる能力を獲得するには，日常の食事を教材として捉える。選手が摂取することが好ましいとされる食事の基本形を図4-9に示す。選手が摂るべき食事の基本としては，主食，主菜，副菜，牛乳・乳製品，果物があげられる。それぞれの食事区分において主要な栄養素が異なることから，各区分の栄養素の特性を把握しておく（図4-10）。

　主食はごはん類やパン類，麺類などがあげられ，主な栄養素として糖質を多く含んでおり，身体活動を行う際のエネルギー源となる。糖質が多い食品は運動前後の効率

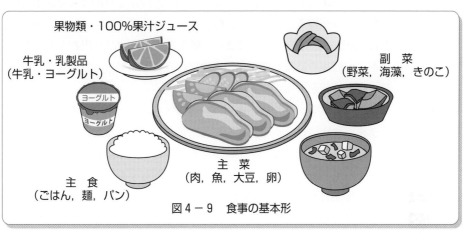

図4-9　食事の基本形

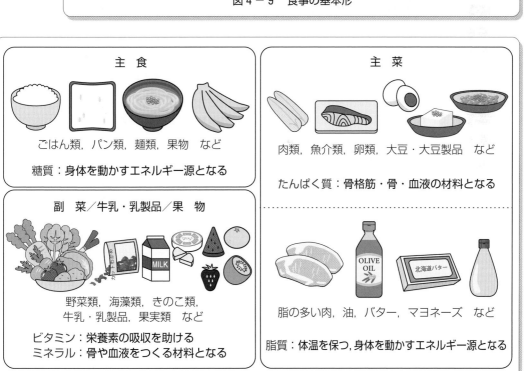

図4-10　食事区分と栄養素の関係

的なエネルギー補給ができることから，補食として取り入れられることも多い。また，主食は1回の食事で摂る割合が多いものの，食べられる量に限界があることから1回の食事量が少ない選手では補食を組み合わせて体格に見合った糖質の補給を行う。

　主菜は肉類，魚介類，大豆などの豆類，卵類があげられる。主な栄養素として，たんぱく質や脂質を多く含んでおり，骨格筋や骨，血液の材料や体温保持の役割をもつ。たんぱく質が多い食品は，筋肥大をめざす際に多く取り入れる。主菜のみでたんぱく質を摂るだけでなく，主食に"変わりごはん"や，副菜にたんぱく源を取り入れることで，不足したたんぱく質を補うこともできる。その一方で，主菜に用いる食材によっては脂質量が多くなる場合もあることから，減量を目的とした選手では気づかないうちに脂質量が増えないように調味料も含めて注意する。練習後に補食を行う場合には，主食（糖質）と主菜（たんぱく質）を組み合わせた食品を選択することで消費したエネルギーの回復や筋肉の修復を効率的に行うことができるため選手の環境にあわせた食品・食事選択が求められる。

　副菜は野菜類，海藻類，きのこ類があげられる。主な栄養素として，ビタミンやミネラル，食物繊維を多く含んでおり，栄養素の吸収を助けたり，骨や血液の材料となる。野菜類には脂溶性ビタミンが多く含まれている緑黄色野菜と水溶性ビタミンが多く含まれている淡色野菜がある。便秘で悩む選手がいる場合には，食物繊維の多い野菜類を多めに取り入れ，便性状をコントロールすることも有効である。またエネルギーを付加したい場合には，かぼちゃやじゃがいもなどのいも類は糖質量も多いことから，副菜に取り入れることも好ましい。しかしながら，いも類はガスが溜まりやすい側面もあるため練習後に食べるなど，提供のタイミングに注意する。

　牛乳・乳製品には，カルシウムやたんぱく質が多く含まれている。これらからはカルシウムの効率的な摂取が可能となるが，乳糖不耐症や牛乳を摂ることで下痢になる選手も少なくない。その場合，牛乳は加熱すれば大丈夫，乳製品であれば症状がでないなど，調理方法や食材の変化によって下痢症状が生じるかを事前に確認する。

　果実類は，ビタミン類や糖質を多く含んでいる。そのため，糖質の補給源でもあり，朝食時に食欲のないときは果物の摂取の提案や，補食の選択肢に追加するなど選手の状態にあわせて提供を行う。

　食事区分から多く含まれる栄養素とはたらきの関連を理解することで，選手の食事摂取状況の調査や残食状況，体調からどのような栄養素に過不足があるのか，献立作成の際に活用していく。

（3）1日の食事（朝食，昼食，夕食）の意味と補食のあり方

　献立は1日3食分（朝食，昼食，夕食）を作成する場合が多く，選手の目標摂取量を達成するためには，さらに補食を考慮した献立作成が必要となることもある。1日の給与栄養目標量の構成割合の例を表4-5に示す。1日の食事は，選手の練習スケジュールにあわせて献立を考える必要があり，朝食，昼食，夕食，補食でそれぞれ目

表4-5　1日の給与栄養目標量の構成割合の具体例

		朝練前	朝食	昼食	夕食	夜食	補食※	合　計 (%)
選手によくみられる食事パターン			20	35	45			100
朝食の割合を高くした場合	補食なし		40	30	30			100
	補食あり		35	30	30		5	100
朝食と昼食の割合を高くした場合			35	35	30			100
朝練がある場合		20	20	30	30			100
夕食後に練習がある場合			35	35	15	15		100
補食の割合を高くした場合			30	30	30		10	100

※　練習やトレーニングの内容・時間を考慮して練習前後の補食の割合を調整する。

的をもたせることと，食事の構成割合を考慮して献立作成を行う。

　朝食は，睡眠中に身体の回復に消費した分と1日の活動に必要な栄養補給が必要となることから，1日の給与栄養目標量の構成割合を高めに設定する。朝練がある場合には朝練前に食事を摂り，朝練に必要な栄養を補給する。起床直後に食べることが難しい選手や朝食摂取後から朝練までに十分な時間をとることが難しい場合は，糖質やビタミンが豊富な果実類を優先して食べるようにする。朝食の摂取に慣れてきたら，徐々に主菜，副菜，牛乳・乳製品，主食を追加していく。昼食は，午前の活動分と午後の活動分を考慮した栄養補給が望まれる。選手の大半が午後から練習することが多いため，朝食と同様1日の給与栄養目標量の構成割合を高めに設定する必要がある。夕食は午後の消費分と睡眠中の身体の回復のための栄養補給が主な目的となる。

　補食は，練習前後で摂取する意味合いが異なる。練習前はエネルギー不足による筋たんぱく質の分解を抑制[206]するため，糖質が多い内容を計画する。また，練習後は消費したエネルギーと筋肥大を目的に，糖質とたんぱく質が多く含まれる内容を計画する。したがって，練習やトレーニングの内容や時間を考慮して，練習前後の補食の内容や割合を調整する必要がある。

　選手によくみられる状況として，夕食の食事量が多く，就寝間近の摂取となることがある。夕食摂取から就寝までの時間が短い場合，摂取した食事が睡眠中に消化されず，早朝まで食事が消化管内に残存する。それに伴って，朝食時に空腹感を感じず，食欲の低下から朝食の食事量が落ちるなど悪循環に陥る場合もある。献立作成時の食事量を，朝食や昼食の割合を高くし，夕食は身体の疲労を回復させるために必要最低限となるような献立を立てることが改善策であり，栄養指導のポイントとなる。また，選手によっては，1回に多くの量の食事を食べられないことから1回の食事量を少なくして1日に複数回食事を摂る頻回食や3食の食事に補食を取り入れて1日の総食事量を増やすなどの個別対応が必要である。

３．２　給与栄養目標量の設定とその根拠

（１）選手・個人に対するエネルギー・栄養素の給与栄養目標量設定と根拠

　選手個人に対するエネルギー・栄養素の給与栄養目標量設定とその根拠は，第 2 章を参照してほしい。エネルギー・栄養素における目標量の設定に加えて，エネルギー産生栄養素バランス（PFC比）の調整も必要となる。食事の基本形を整えるということは，エネルギー産生栄養素バランスが整うことを意味する。日本人の食事摂取基準[28]では，エネルギー産生栄養素バランスの目標量が示されており，たんぱく質エネルギー比で13〜20 %，脂質エネルギー比で20〜30 %，炭水化物エネルギー比で50〜65 %と示されている。国際スポーツ栄養学会[29]では，脂質のエネルギー産生栄養素バランスは20〜30 %であると示しているが，たんぱく質や糖質については体重 1 kgあたりの必要量が示されているため，たんぱく質と糖質の給与栄養目標量を設定したのちに，残りを脂質で調整して決定する。しかし，減量時においても脂質エネルギー比が20 %未満とならないようにすべき[74]であるため，必要最低限の脂質エネルギー比が確保されているか確認する。

　選手の栄養補給状況の特徴として，糖質の摂取量が少ない場合がある。これは，単純に糖質の補給ができていない場合もあるが，減量のために糖質を制限している場合もある。このような選手では，主食を減らす傾向があり，おかず喰いになることで脂質の摂取量が増える可能性がある。主食を減らすということは，結果的にたんぱく質，特に脂質の摂取割合を増やすことにつながる。脂質の摂取割合が多くなることは，身体組成も脂肪の蓄積につながることから，食事の基本形を整えて， 1 食のエネルギー産生栄養素バランスを整えることも重要である（図 4 -11）。

　選手は，「この食品や食事はよいか？　悪いか？」ということに関心を抱き，管理

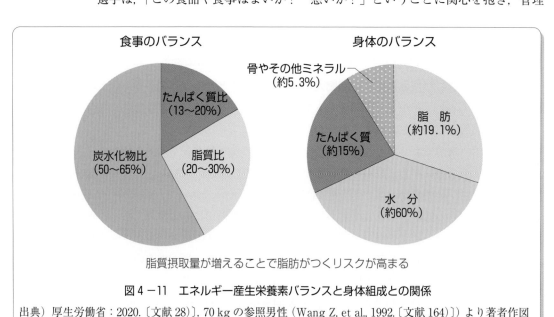

図 4 -11　エネルギー産生栄養素バランスと身体組成との関係

出典）厚生労働省：2020.〔文献 28）〕, 70 kg の参照男性（Wang Z, et al., 1992.〔文献 164）〕）より著者作図

栄養士・栄養士に質問してくることが多々ある。悪い食品や食事という認識ではなく，単品ではエネルギー産生栄養素バランスが偏っている食品や食事が大半である。したがって，食事の基本形を実践したうえで，偏ったエネルギー産生栄養素バランスを，どのように組み合わせると最良となるバランスに近づけることができるのか，選手への問題提起や提案が必要である。

（2）選手・チームに対する給与栄養目標量の設定方法

選手サポートを行う場合は，個人のみでなく，チームや男性選手，女性選手など集団を対象とした献立作成を求められる場合がある。集団の給与栄養目標量を設定する場合には以下のように決定していく。

① 個人の性別，年齢，身体状況，身体活動量を把握し，エネルギー給与目標量を決定していく（エネルギー給与目標量の決定は第2章p.26を参照）。

② 個人のエネルギー給与目標量を決定したのちに，たんぱく質，脂質，炭水化物（糖質）の給与栄養目標量を決定する（第2章p.29〜を参照）。

③ ビタミン，ミネラルは，日本人の食事摂取基準[28]をもとに推定平均必要量を下回らず，耐容上限量を超えない範囲を決定する（第2章p.56〜を参照）。

④ 各選手で決定した給与栄養目標量から集団の平均値，中央値などの分布状況を加味して給与栄養目標量を設定する（表4-6）。性別，年齢，身体活動量が異なる選手が多い場合には，給与栄養目標量の設定区分を細分化し，対応できるようにする。

表4-6　集団を対象とした給与栄養目標量の設定例（男性選手の場合）

選　手	年　齢 (歳)	身　長 (cm)	体　重 (kg)	除脂肪体重 (kg)	体脂肪率 (%)	BMI (kg/m²)	エネルギー必要量 (kcal/日)	たんぱく質 (g/日)	脂　質 (g/日)	糖　質 (g/日)
1	26	168	65.8	53.7	18.4	23.3	3826	111.9	82.9	658.0
2	28	172	64.0	51.1	20.2	21.6	3639	89.6	80.1	640.0
3	26	170	68.7	52.4	23.7	23.8	3735	96.2	66.9	687.0
4	27	175	68.5	53.7	21.6	22.4	3826	95.9	78.1	685.0
5	29	182	73.6	58.6	20.4	22.2	4174	103.0	90.9	736.0
6	28	173	62.1	50.9	18.1	20.7	3624	86.9	88.0	621.0
7	32	186	62.9	53.0	15.8	18.2	3774	88.1	100.6	629.0
8	24	171	53.0	42.4	20.0	18.1	3021	74.2	67.1	530.0
9	27	192	80.2	62.5	22.1	21.8	4451	112.3	88.3	802.0
10	23	168	55.8	42.6	23.7	19.8	3033	78.1	54.3	558.0
11	22	175	73.1	60.6	17.1	23.9	4318	102.3	109.4	731.0
12	25	174	75.9	54.0	28.9	25.1	3845	106.3	42.7	759.0
平均値	26.4	175.5	67.0	52.9	20.8	21.7	3772.2	95.4	79.1	669.7
中央値	26.5	173.5	67.2	53.3	20.3	22.0	3799.6	96.0	81.5	671.5

※平均値や中央値が集団で提供する栄養価の目安となる
※選手間の栄養価の幅が広い場合は設定栄養価を複数設けて献立を作成する

　個人およびチームでの給与栄養目標量の妥当性については，選手の状況をモニタリングし，栄養評価を行い，再設定や微調整を行う必要がある。

3．3　目的にあわせた食事調整，献立作成

　個人あるいはチームの給与栄養目標量を算出して，体格に見合ったエネルギー・栄養素を食事として提供する。しかしながら，個人やチームでは個別の目的が設定されていることが多く，目的にあわせた栄養，食事における個別対応を行う必要がある。

　個人あるいはチームの目的としては，減量，増量，低エネルギー有効性改善，鉄欠乏性貧血予防，骨折・疲労骨折予防，グリコーゲンローディング，試合期などの対応が求められる。目的別の献立作成のポイントを表4-7に示す（各目的の基本的な考え方については本書の各章，各節を参照）。

　目的によっては，給与栄養目標量の調整や食事内容変更，食事時間や食事回数などの食環境の修正など対応方法が多岐にわたる。そのため，選手や指導者，チームスタッフと目的や食事内容について共有する。

表4-7　目的別の食事調整と献立作成のポイント

目　的	着目すべき栄養	食事調整・献立作成のポイント
減　量	エネルギー脂　質糖質，水[急速減量時]	・減量計画の期間から1日あたりに減少するエネルギー量を決定する。 ・たんぱく質量は維持する。 ・脂質が総エネルギー摂取量の20％以下とならないように調整する。 ・1回の食事量が減少するため，補食など頻回に食事を摂取できるように計画を立て，空腹感をコントロールする。 ［・急速減量時には，糖質，水分量，塩分調節が必要となる。］
増　量	エネルギーたんぱく質脂　質糖　質	・増量計画の期間から1日あたりの付加エネルギー量を決定する。 ・トレーニング状況にあわせてたんぱく質量の増量を行い，付加したエネルギーとたんぱく質の差分を糖質量で調整する。 ・1回の食事量が増量できない場合は，練習前後の補食の糖質，たんぱく質量を増やしていく。 ・エネルギーの付加が難しい場合は，脂質でのエネルギー付加を検討する。
低エネルギー有効性改善	エネルギーたんぱく質脂　質糖　質	・たんぱく質量を維持しつつ，エネルギー摂取量の増加を図る。 ・急激な食事の増量を行わない。 ・実施献立の残食量を把握し，喫食率を算出する。 ・残食状況をもとに，1品でも完食できるように提供量を減らす。 ・主食の喫食量が少ない場合が多いため，ご飯一口からスタートし，徐々に分量を増やす。 ・食事の摂取が難しい場合は，ゼリー飲料や栄養補助食品を用いる。

（次頁につづく）

鉄欠乏性貧血 予防	エネルギー たんぱく質 鉄 ビタミンC	・鉄剤の処方やサプリメントを摂取している場合は1日の鉄の付加量が耐容上限量を超えないように注意する。 ・必要なエネルギーとたんぱく質が献立に組み込まれているか，残食がないかを確認する。 ・動物性食品（ヘム鉄）は胃での吸収率が高いことに留意する。 ・植物性食品（非ヘム鉄）で鉄分を補給する際には，同一献立にビタミンCの豊富な食品を取り入れる。 ・鉄製品で調理する。
骨折・ 疲労骨折 予防	エネルギー たんぱく質 カルシウム ビタミンD ビタミンK	・カルシウム剤の処方やサプリメントを摂取している場合は1日のカルシウムの付加量が耐容上限量を超えないように注意する。 ・必要なエネルギーとたんぱく質が献立に組み込まれているか，残食がないかを確認する。 ・同一献立にビタミンD，ビタミンKの豊富な食品を取り入れる。
グリコーゲン ローディング	エネルギー 糖　　　質	・練習量を目標とする試合の1週間前から徐々に少なくなるように指導者と調整を行う（試合2日前には休息することも視野に入れる）。 ・目標とする試合の6～4日前は中程度に糖質を含む食事（～5g/kg体重/日）とし，3日前からは高糖質食（8～12g/kg体重/日）とする。 ・本番となる大会より事前に実施し，有効かどうかを確認しておく（本番で失敗しないため）。
試　合　期	エネルギー たんぱく質 糖　　　質 水	【試合期間中】 ・緊張や興奮によって，食欲不振になっている場合には，選手が食べやすい食事を個別で調理する（空腹を感じた時におにぎりなど手軽に食べられるものを準備しておく）。 ・栄養素が偏らないようにする。 ・高糖質とし，たんぱく質量を維持する。 ・エネルギー源である糖質が枯渇しないように補食に盛り込む。 ・試合期では骨格筋量の減少もみられるため，骨格筋量維持のためのたんぱく質量を確保する。 ・数日前から試合時間にあわせた食事の喫食時間に変更する。 ・移動などによって，食事が提供できない場合もあるため，食事や補食の内容はあらかじめ調整しておく。 【試合当日】 ・試合日程を事前に確認し，食事が摂れる時間を把握しておく。 ・高糖質食とし，たんぱく質量を維持する。 ・食事は試合開始の2～3時間前までには食べ終えられるように提供する。 ・試合のスケジュールが変更となる場合があるため，軽食を準備しておく。 ・次の試合を想定し，試合直後から補食を摂り，回復を図る（クールダウンやミーティング，反省会などで絶食時間が長くならないように指導者と調整しておく）。 ・試合中は脱水のリスクが高くなるため，水，糖質，電解質が補給できる飲料を提案する。 ・消化に時間のかかる脂質やガスの溜まる食品は控える。 ・試合日程によって，食事が提供できない場合もあるため，食事や補食の内容はあらかじめ指示しておく。

（1）献立作成のポイント

　選手に食事を提供する場合は，提供期間を考慮して献立作成を行う必要がある。献立の作成期間は，長期間食事を提供する場合や合宿・遠征時の短期間などさまざまであり，選手のニーズに対応するためには体系的な献立作成が必要である。

（2）献立作成時に把握すべき情報

　献立は，食事を調理できる環境や情報を把握したうえで作成する。献立作成時に把握すべき情報を表4-8に示す。選手に栄養サポートを行う管理栄養士・栄養士は，自身がサポートする競技の経験があれば，実体験から競技特性を考慮した献立作成を行うことができる。しかしながら栄養サポートの現場では管理栄養士・栄養士は競技経験がないなかで栄養サポートを行う場合が多い。競技の特性，練習や試合の日程，合宿・遠征時の状況など，競技を知ることで献立の内容を充実させることができるため，可能な範囲で選手の練習状況や試合当日の流れの確認を行う。

表4-8　献立作成時に把握すべき情報

項　　目	把握すべき情報
調理体制	調理師・調理スタッフの有無と人数，選手やチームスタッフの調理の有無，管理栄養士・栄養士の調理従事の必要性の有無
調理従事者	食事・栄養に対する知識・技術の有無，食品衛生に関する知識の有無
厨房環境	厨房の機材や器具の種類，汚染区・非汚染区のゾーニングの有無，食材保管・料理保存が可能なスペースや容量，衛生環境（厨房内，飲料水，水道水）
食材調達経路	通常の食品が入手できるか，海外や遠征先で食材を調達できる状況であるか，食材購入場所までの経路と距離，配送の有無，食材調達のための車の有無
食事提供環境	いつから提供すべきか，献立完成期日，食材発注期日，食器，食事回数，食事の場所・時刻，食事時間，食費，移動等による欠食の有無
食事提供タイミング	会場（練習場所），会場までの移動時間，試合（練習試合）の回数，試合（練習試合）の開始時間・終了時間，1日の練習スケジュール，休息時間，帰宅時間
生活・運動環境	地域，季節，気温，湿度，寒冷環境，暑熱環境，多湿環境，高所環境
チームのピリオダイゼーション	準備期，移行期（オフ期），試合期，合宿・遠征時，チームの目的など
選手（個別対応）	競技種目，性別，年齢，嗜好性（偏食の有無），食物アレルギーの有無，食事・栄養の知識量，調理技術
選手の目的(個別対応)	増量，減量，低エネルギー有効性改善，鉄欠乏性貧血の予防，骨折・疲労骨折の予防，グリコーゲンローディング，疾患や外傷の予防

（3）給与栄養目標量を考慮した主食の配分

　体格に見合った量の糖質を，ごはん類やパン類，麺類などの主食から摂取するために，どのように配分するか大まかな目安を立てる。

　体重50 kgの選手の主食の配分例を図4-12に示した。持久的トレーニングを実施している体重50 kg男性選手が，1日に必要な糖質量は約500 g（10 g/kg体重/日としたとき）[29]であり，主食を中心に摂取量を配分してく必要がある。各食品に含まれる糖質量が異なるため，選手の体格に見合った糖質量をどの食品で付加し，換算していけるかがポイントとなる。3食のなかで主食以外にも，いも類などの副菜や果実類，補食で糖質量を補填できるため，日々の献立で調整していく。なお，主食はごはん類以外にパン類や麺類などもあるが，パン類に変更すると脂質が，麺類に変更すると食塩の摂取量も多くなるため，常用する主食の変更がエネルギー・栄養素の摂取にどのように影響を与えるかの把握もあわせて必要である。

1日に必要な糖質量を食品で換算すると…

例）50 kgの男性選手が持久的トレーニングを実施したときの
1日に必要な糖質量は約500 g（10 g/kg体重/日）[207]

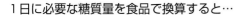

ごはん（1杯150 g＝糖質52 g）× 約10杯

おにぎり（1個100 g＝糖質35 g）× 約14個

シリアル（1杯40 g＝糖質33 g）シリアルのみ×約15杯

バターロール（1個30 g＝糖質14 g）× 約36個

食パン（6枚切1切れ60 g＝糖質27 g）× 約19枚

うどん（1杯240 g＝糖質47 g）麺のみ × 約11杯

朝食	昼食	補食	夕食	→不足した糖質を副菜や果物で補給する（1〜2割）
（副菜や果物で糖質量を追加）	（副菜や果物で糖質量を追加）		（副菜や果物で糖質量を追加）	
				主食の糖質量429 g（8〜9割）
糖質 156 g	糖質 47 g	糖質 70 g	糖質 156 g	

＊糖質量は利用可能炭水化物（質量計）による計算値

図4-12　主食を中心とした糖質の配分例

（4）給与栄養目標量を考慮した主菜，副菜の配分

　1日の主食配分の目安を決定したのちに，主菜や副菜などの構成を立てていく。献立を立てる際には，主食が丼物や麺類であれば，食事の構成や品数も変わることから，配分は主食を設定してから，主菜を行う。1週間分の献立配分例を図4-13に示す。

　主菜である肉類，魚介類，大豆・大豆製品，卵類を，1週間のなかで3食と補食に配分を決めていき，食材の重複や献立に飽きがこないようにチェックを行っていく。肉類や魚介類は種類や部位の使い分けをする，また，焼く，煮る，蒸す，揚げるなどの調理方法や，和食，洋食，中華料理のように料理様式を変えることも献立のバリエーションが広がる手法のひとつとなる。

　選手の体格に見合ったたんぱく質量は，主菜の材料配分が終わったのちに各食材に含まれているたんぱく質量をもとに食材重量を調整していく。日本人においては，朝食で摂取するたんぱく質量が低い傾向にある。健康な男性を対象にした研究では，朝食にたんぱく質を付加し，3食のたんぱく質量を確保することが筋肥大に有効であることを報告している[208]。このことから，朝食のたんぱく質量を献立作成時にしっかりと確保することが重要であるといえる。

　副菜のバランスは筋肥大やビタミン，ミネラル強化などの目的にあわせて食材を選択していく。レジスタンストレーニング期のようにたんぱく質の付加量を増やさなければならない場合には，副菜にもたんぱく源を取り入れる必要がある。献立を作成する際には，調理方法を変更することで給与するエネルギー・栄養素量を調整することも可能である（図4-14）[207]。揚げる，炒める，では，吸油によって脂質のエネルギー量が増加するため，エネルギー給与量を増やしたい場合に採用する。また，ゆでる，焼く（網焼き），蒸す，方法では，食材に含まれる脂質を減少させることができるため，減量時に有効である。揚げ物などは，エネルギー摂取量を増やしやすい反面，脂質量が増えることで消化時間が長くなるため，練習や試合までの時間を考慮して提供する。

　料理様式の種類によっても，エネルギー・栄養素量を調整することが可能である。日本では，和食，洋食，中華料理の大きく3つに分けられているが，食文化の過程を経て洋食や中華料理は日本人にあった味つけや食感などに創作されている。このように，海外の食文化が日本で喫食されることで日本独自の料理（和風，洋食風，中国風）となることから，栄養組成も日本独自のものとなる。日本国内で作成された料理様式では，1食あたりのエネルギーとエネルギー産生栄養素バランスが，和風で708 kcal（16.4：18.1：65.5），洋食風で922 kcal（13.2：47.0：39.9），中国風で800 kcal（15.5：36.7：47.9）と洋食風の脂質エネルギー比が和風と中国風よりも高い傾向にあった[208]。これらのことから，減量を目的とした献立作成の際には洋食風の献立回数を減らすなど料理様式の視点から献立配分を調整することも可能である。食物アレルギーや偏食を有している選手では，代替えや除去などの個別対応が必要となる。対応によっては予定していた給与栄養目標量のエネルギーや栄養素量に達しない場合もあることから，対応方法を記録し，エネルギー・栄養素の過不足がないように注意する必要がある。

区　分	主な食事と食材
主　食	ごはん類，パン類，麺類（うどん，そば，スパゲティなど），シリアル系，丼もの，カレーライス
主　菜	肉類（牛，豚，鶏，羊），魚介類（白身魚，貝類，たこ，いか），卵類，大豆・大豆製品（納豆，豆腐など），ベーコン
副　菜	野菜類（緑黄色野菜，淡色野菜，根菜類），いも類，きのこ類，海藻類（こんぶ，わかめ，ひじきなど）
果　物	バナナ，キウイ，リンゴ，柑橘類　など
牛乳・乳製品	牛乳，ヨーグルト，チーズなど

		日	月	火	水	木	金	土
朝食	合宿・遠征大会移動		ごはん オムレツ 牛乳	ごはん 豆腐 牛乳	パン 卵 牛乳	ごはん 納豆 牛乳	ごはん 焼き魚 牛乳	ごはん またはパン ベーコン 牛乳
昼食			親子丼 （ささみ）	ごはん 豚の生姜焼き	シーフード カレー	ごはん 煮魚	そば えび天	カフェテリア方式 （栄養教育）
夕食	外食		ごはん 麻婆豆腐	うどん 鶏天	炊き込みごはん 白身魚	きのこスパゲティ	三色丼 （ひき肉）	ごはん 焼き魚
補食	―		おにぎり	バナナ	どら焼き	ゼリー飲料	プロテインバー	磯辺もち

大会や移動の疲労を考慮して，糖質の多い補食　　　通常の練習に戻ったため，たんぱく質多めの補食

① 各食事区分の主要な食材をもとに1週間あたりで用いる食材を配分
② 選手に必要な糖質量を満たした主食（ごはん類，丼もの，パン類，麺類など）を配分
③ 主菜の肉類，魚介類，卵類，大豆・大豆製品を配分（肉類や魚介類は種類や部位を使い分ける）
④ 献立や食材の重複がないかをチェック
⑤ 主食，主菜が決まったら，副菜（小鉢）2品の主材料を決めて献立作成していく

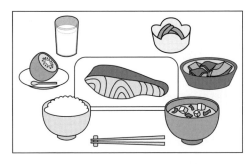

図4-13　1週間分の献立配分例

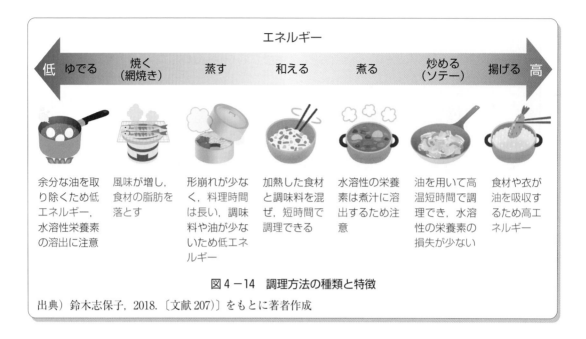

図4-14　調理方法の種類と特徴

出典）鈴木志保子，2018.〔文献207）〕をもとに著者作成

例示した図4-13は1週間を想定した献立作成例であるが，献立の作成するサイクルは，2週間ごとや1か月ごと，四季によってサイクルメニューを導入する場合もあることから，選手やチームの状況にあわせた献立作成を行っていくことが望ましい。

（5）補食を考慮した献立作成

選手の場合，給与栄養目標量を3食で充足させるには限界がある。そのため補食での栄養補給を念頭においた献立作成が必要となる。補食に応用しやすい食品と選択例を図4-15に示す。

補食は，練習や試合の前・中・後では栄養補給の意味合いが異なるため，状況にあわせた食品を採用し，組み合わせる。注意しなければならないことは，「補食」と「間食」とはなにかをきちんと選手に教育することである。食事からの糖質補給量が少ない選手ほど間食にお菓子を摂取している場合があるため注意が必要である。補食では，食事で不足した栄養を補うために選手の生活状況から適した食品を選択する。練習環境を考慮すると制約がある場合には，エネルギーゼリーやプロテインバーなどのスポーツフーズも活用しながらサポートを行なっていく。

（6）合宿・遠征時の注意点

合宿・遠征時は，日常で生活している状況とは異なる環境下で体調管理やパフォーマンスを維持しなければならない。管理栄養士・栄養士の帯同の有無，どこまでのサポートを実施しなければならないかなどをあらかじめ把握したうえで提案する。

合宿・遠征先の情報を把握することは，食事提供の際に非常に重要となる。現地の

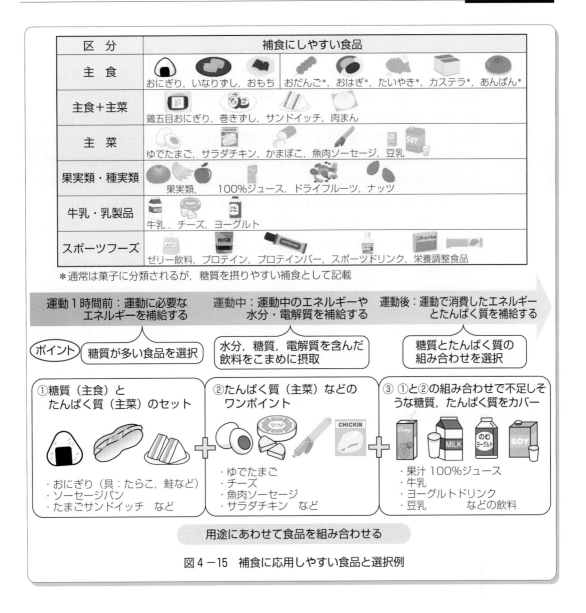

図4-15 補食に応用しやすい食品と選択例

情報不足によって，食事提供ができないなど選手やチームに不利益とならないように事前に地域の特徴や宿泊先を把握し，現地に到着した際も情報に不備がないか下調べをする。献立作成時に把握すべき情報（表4-8）も参考にしながら計画を立てておく。

現地にて食事提供がある場合は，事前に宿泊先の食事担当者と調整を行い，食事提供の時間や献立，食品の確認と相談をする。刺身などのなまものは食中毒や腹痛を起こす可能性がある。現地の郷土料理は嗜好性の観点から食事量が低下する場合もあることから，状況に応じた食事調整が必要となる。食事調整の際には，どのような対応や準備が必要かあらかじめ要望書として食事担当者に提出し，どこまでが対応可能か，帯同時にどのような準備が必要かを事前に把握しておく。選手は試合や練習の合間な

どに空腹を感じたり，現地や市販の食事に飽きたりすることもある。管理栄養士・栄養士が帯同する場合には，宿泊先で軽食をつくり提供できる器具や環境の確保を行う。

　滞在先が国内か国外かによって，移動方法や移動時間は大きく異なる。移動の距離が短い場合においても，選手は睡眠，練習，食事が中断されることから疲労を感じやすいため，移動時のコンディションにも注意を払う。移動前や移動中は食べ過ぎに注意する。アルコール，カフェインなどの摂取を避け，クラッカーやドライフルーツ，ナッツ，エネルギーゼリーなど携帯しやすい食品を持参することが望ましい。なお，消化器系の状態に左右されることから1回の食事量は少量の方が食べやすい。飛行機などの乗り物は，乾燥による脱水を起こすことがあるため水分を準備しておく必要があるが，過剰な水分摂取は排尿・排便に伴う断眠につながることがある。乗り物酔いで吐き気や嘔吐，頭痛などがある場合には，薬剤の服用が望ましい。ただし，市販薬にはドーピングの禁止物質が含まれている可能性があるため，医師や薬剤師と相談のうえで使用する。

　時差ぼけは数時間の時差がある地域間を移動する場合や経路によって影響を受ける。時差ぼけの症状としては，疲労，睡眠障害（不眠，過眠），覚醒低下，頭痛，気分障害，モチベーション低下，食欲不振，胃腸障害などがある。これらの症状は，筋力，ジャンプ力，スプリント能力，無酸素性・有酸素性運動に悪影響を与えることが報告されている[209]。このことから，時差ぼけの影響を緩和するために，出発前から現地時間を取り入れるなど現地の概日リズムにできるだけ早く調整し，症状を最小限に抑える。概日リズムの修正には，現地で陽の光を浴びるなどの外的刺激や食事の摂取タイミングを調整することを活用する。

　合宿・遠征先の衛生状態によって，選手は体調を崩す場合もある。特に海外では衛生環境が整っていない地域や飲食店もあることから，細心の注意を払う（表4-9）。現地に到着した際あるいは事前に信頼できる飲食店などの調査を行う。旅行者下痢症は吐き気や嘔吐，血便，けいれんを伴い，その原因は現地の食物や水質汚染による感染である場合が多い。日本とは異なり，海外は衛生環境がよくないため水道水を飲むことで下痢症状を呈することが多い。また，日本の水は軟水であるのに対し，海外の多くは硬水であるため飲むと腹部に不快感を感じる場合もある。これらのことから，飲料については未開封のボトルウォーターを飲用し，調理についても可能な範囲でボトルウォーターを使用する。ただし，水道水を用いて調理を行わなければならない場合には必ず十分に煮沸を行い使用する。

（7）スポーツフーズ，サプリメントを考慮した献立作成

　選手に食事提供を行う際は，給与栄養目標量を考慮した献立の作成が必要である。選手には，減量・増量，貧血予防・治療，骨折予防・治療，疾患や外傷の治療時などの理由からスポーツフーズやサプリメントを常用している者もいる。これらの適正な使用については，第3章「5. サプリメント」を熟読する必要がある。献立作成をす

表4-9　海外遠征中の食事に関する注意事項

	注　意　事　項
手洗い	・頻繁に手を洗う。特に食事前の手洗いを徹底する。 ・手を洗うときは石けんで30秒以上洗い，エアードライヤーで乾かすか，ペーパータオルで拭く。 ・どちらもなければ清潔なタオルで拭く（タオルの共有はしない）。 ・手指消毒用アルコールで消毒する。
飲料水	・現地の水道水が安全でなければ，ボトルウォーターを飲用する。 ・ペットボトルに入っているジュースなども安全だが，水の代わりに使用するべきではない。 ・水道水が安全ではない国では，飲み物に氷を入れない。
食品・食事	・サラダなどの生野菜は避け，果物は皮を剥いて食べる。 ・かきなどの貝類，生魚などの，生の食べ物は避ける。 ・衛生状態が悪い国では，地元の屋台やマーケットで食べ物を買うことを避ける。 ・肉，魚，卵などが冷蔵保存されていることを確認する。 ・調理済みの食品（温かい料理）は，60℃以上で保温されていること。 ・2時間以上保温したり，温めなおしたりしていないことを確認する。 ・温かい料理があまり熱くない（60℃以下），冷たい料理が冷えていない（ぬるい）場合はその料理を避ける。 ・ビュッフェ形式などで長時間置かれていた料理は避ける。 ・食品衛生や安全基準に疑問がある国で，ファストフードやテイクアウトを利用する場合は，調理済みのものを再加熱するのではなく，注文後に調理されるものを選択する。

出典）髙田和子　ほか：エッセンシャルスポーツ栄養学，市村出版，p.153，2020. を一部改変

る際に注意すべき点は，選手が摂取しているサプリメントと，提供している献立を全量摂取した際に，耐容上限量を超えないかどうかを確認することである。特に，ミネラルを含むサプリメントは注意が必要である。重金属などの微量栄養素は日常摂取量と耐容上限量の差が小さい場合があるため過剰摂取になりやすい。日本人の食事摂取基準[28]にはビタミンやミネラルの耐容上限量も示されているため，事前にサプリメントの摂取状況を選手に確認し，過剰摂取となる栄養素がないように精査する。

（8）献立評価と栄養サポート評価

　食事の提供を行った献立が選手やチームに適正であったか，修正が必要なのか定期的な評価を行う。一般的な食事の提供現場では提供した献立に対して，食事満足度，残食率，食品重量，調味料重量，盛りつけ，作業工程，作業時間，衛生管理，適時適温管理など，食事の品質に関する視点で評価が行われる。しかしながら，選手に対する栄養サポートでもっとも重要なことは，選手が目標となる身体組成，パフォーマンスが発揮できたかが評価項目となることである。たとえば，選手が目標としている身体組成が獲得できず，残食量が多い場合には食事を全量摂取できるような献立の調整が必要となる。給与栄養目標量を加味した食事を提供し，全量摂取することができれ

ば目標摂取量の達成につながるが，残食がある場合には目標摂取量が達成できていないことになる。選手の状況が献立の評価にもつながるため，提供した献立が選手の身体やパフォーマンスにどのように影響を与えたかまでを考慮し，評価を行う。

4．発育・発達段階からみたジュニア選手への配慮

　小学生から大学生までは，発育・発達の著しい時期にあたり，身体をつくるための重要な期間である。幼少より競技を継続してきたジュニア選手では，身体の発育・発達の変化から調整を行いながらパフォーマンスを発揮しなければならない。その後の長い競技人生を継続するためには，発育・発達から成熟に達するまでに競技にあわせた身体の獲得が求められる。選手自身はもちろんのこと，保護者，指導者も選手の発育・発達について理解し，サポートしなければならない。

4．1　ジュニア期における栄養補給の問題点

　ジュニア選手では，身長や体重，骨格筋の急激な発育に加えて，男性ホルモンや女性ホルモンの分泌亢進に伴った性差による体型の変化がみられる（図4-16）[210]。ジュニア選手の発育・発達段階では，日々の練習に必要なエネルギーおよび栄養素の摂取に加えて，身体をつくるための栄養補給も必要となるが，栄養補給に際してさまざまな問題を抱えている場合が多い。

　図4-17に示すように，ジュニア選手の栄養補給の問題点は，選手本人，保護者，指導者，環境の側面から把握を行う必要がある。現場では，練習時間や練習スケジュールの調整は指導者が管理していることが多いが，パフォーマンスの向上のために練習時間を過剰に長くしていることもある。また，保護者は，共働きであったり，競技への関心などさまざまな理由から子どもの状況を把握しきれていないこともある。ジュニア選手は，経済的にも精神的にも自立できていないため，食事・栄養に関する問題点を自力で解決することは不可能である場合が多い。したがって，食事・栄養に対する関心度合いにおいても，保護者や指導者の影響が大きい。

　ジュニア選手においては，身体の発育に必要なエネルギー・栄養素の要求量が増加することに加えて，練習量の増加に伴ってエネルギー消費量が増大する。また，練習の疲労からくる食欲の低下や学業との両立などの事情

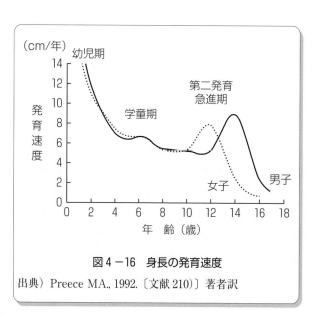

図4-16　身長の発育速度

出典）Preece MA., 1992.〔文献210〕著者訳

146

ジュニア選手
・食事や栄養に関心がない
・1回に摂取できる食事量に限界がある
・お腹が弱い（食が細い）
・食物アレルギー
・嗜好性，偏食
・練習の疲労による食欲の低下
・学生生活に伴う食事時間，睡眠時間の短縮
・夜更かし
・睡眠時間を優先することによる朝食の欠食
・保護者や指導者の影響が強い

・食事や栄養に関する知識不足
・経済面（食の簡便化）
・調理技術の限界
・共働き
・サプリメントへの依存
・食事，栄養についての意識・関心の差が激しい
・子どもへの健康管理能力が低い
・本人，指導者まかせ

保護者

・食事，栄養についての意識・関心の差が激しい
・食事や栄養に関する知識不足・偏り
・練習時間や頻度が長く，休息をつくれない
・すべての選手に同じ方針を通す
・サプリメントへの依存
・ジュニア選手への健康管理能力が低い
・本人，保護者まかせ

指導者

環　境
・食事ができる環境ではない（食事を保管できない，時間がない）
・学校の校則（補食できない，時間がない）
・食事・栄養教育が受けられない
・指導者（方針）が小学校，中学校，高校，大学で異なる
・生活形態（実家，下宿，寮など）が変化しやすい
・自宅から練習場所への距離が遠い（食事の簡素化，欠食および遅延）
・学校給食で必要なエネルギー，栄養素量を摂取できない
・屋内や屋外など運動環境（温度，湿度）が調整できない

図4−17　ジュニア選手における食事・栄養に関する特徴と問題点

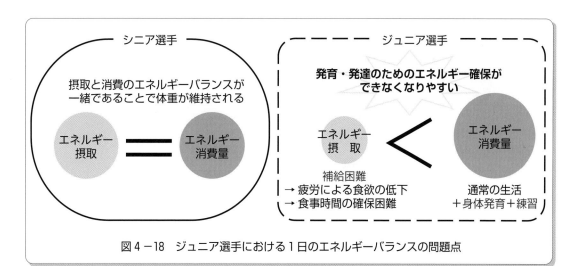

図4−18　ジュニア選手における1日のエネルギーバランスの問題点

から食事時間の確保が難しいなど，成人と比べてエネルギー摂取量が低下する要因も多い状況にある（図4-18）。そのため，エネルギーバランスが崩れることで必要なエネルギーが不足し，発育・発達への悪影響や貧血，疲労骨折の原因になるなど大きな問題となる。管理栄養士・栄養士やチームスタッフはこれらの問題点を早期に捉えて，情報提供や改善策を提案していく必要がある。

４．２　ジュニア選手への栄養サポート

（１）ジュニア選手における栄養サポートの考え方

　ジュニア選手が競技を継続していくための栄養サポートの考え方は，①パフォーマンスの維持・向上のための食事摂取，②競技特性にあわせた身体組成獲得のための栄養補給，③選手自身が競技を継続するために必要な食事の選択能力の獲得のための栄養教育，の3つがあげられる。

　ジュニア選手が競技を継続するなかで合宿・遠征への参加や進学・就職によって食環境が大きく変わる場面がある。このことから，③にあげたように，自身で必要な栄養を摂取するための知識や調理技術などの食事選択能力を獲得することが，限られた環境においても最良の食事選択につながる。栄養サポートを実施できている主要な競技でも，管理栄養士・栄養士がすべての大会や海外遠征に帯同できないため，選手に対して常に栄養サポートができるとは限らない。そのため，ジュニア選手をサポートする管理栄養士・栄養士は，選手のパフォーマンスを発揮するためのサポートを行いながら食環境においてジュニア選手自身が自立できるような栄養教育を並行しなければならない。

　選手や保護者，指導者における最大の関心はパフォーマンスの向上であり，管理栄養士・栄養士の栄養介入によって急速な効果を求められることもある。食事や栄養は選手が競技を実施するための土台であり，基礎となること，日々の積み重ねによって成り立つことを十分に伝える必要がある。また，選手への栄養サポートの経験が浅い管理栄養士・栄養士は，「食事のバランスが悪い」，「体重が少なすぎる」など競技特性を考慮しない一般的な助言をしてしまうことがある。選手を対象とした栄養サポートは，競技に必要な身体の獲得とパフォーマンスを発揮することが目的であるので，選手の健康状態の維持に努めるとともに，競技における目標達成のための栄養サポートを行うことが重要である。

（２）栄養サポート介入直後に注意すべきポイント

　ジュニア選手に食事・栄養の重要性を教育する際に重要なことは，飲水を含めた食事内容を変更（意識）したことで身体がどのように変化したかを体感してもらうことである。表4-10に食事・栄養の過不足によって生じる可能性がある身体への影響を示す。これらの項目はすべてが食事・栄養によって生じる事象ではないものの，食事や栄養状態が影響を与えている可能性のある項目であるといえる。

表4-10 食事・栄養が身体に影響を与えて
いる可能性のある自覚症状

☐ 汗が出にくい
☐ 体温が低い，上がらない
☐ 練習時や試合時にバテやすい
☐ 尿の色が濃く，少ない
☐ 集中力が続かない
☐ 体重が変動しやすい
☐ 太りやすい，やせやすい
☐ 太れない，やせられない
☐ 体調を崩しやすい
☐ 下痢や便秘になりやすい
☐ 疲労骨折や肉離れをしやすい
☐ けがの治りが遅い
☐ 身長が伸びない
☐ よく眠れない
☐ 朝起きたときに疲労感がある

ジュニア選手への栄養サポート介入直後は食事・栄養に興味・関心が薄い場合もみられる。しかし，食事内容や栄養補給内容を修正したことでパフォーマンスにどのような変化があったかなど，選手自身に体感してもらうことで食事・栄養への関心の動機づけともなる。食事や栄養補給内容の変化がパフォーマンスへどのように変化をもたらすのかを選手自身が知ることでその後の栄養教育の効果は大きく変わるため，栄養サポート介入直後に着目すべき点であるといえる。加えて，選手の食事・栄養の知識や調理技術がどの程度なのか把握をし，サポート計画の提案から目的と達成のためのプロセスをチームスタッフ内で共有する。選手や保護者，指導者が栄養サポートの受け入れ体制が整った段階で，行動変容のための栄養教育プログラムを実施していくことで教育効果の向上がみられる。

（3）行動変容のための栄養教育プログラム

栄養教育を実施する際には，選手の食事・栄養への興味・関心がどの程度で，行動

	前熟考期	熟考期	準備期	実行期	維持期
	6か月以内に食生活を改善するつもりがない	6か月以内に食生活を改善するつもりがある	1か月以内に食生活を改善するつもりがあり，少しずつはじめている	食生活の改善をはじめてから，6か月以内である	6か月以上にわたり，食生活の改善を行っている

変容プロセス

①意識の高揚
②感情体験
③環境への再評価
④自己の再評価
⑤自己解放
⑥援助関係の利用
⑦拮抗条件づけ
⑧強化マネジメント
⑨刺激統制

① 意識の高揚　　　：行動変容のために，新しい情報を集め理解する
② 感情体験　　　　：これまでの行動に対する否定的感情を体験する
③ 環境への再評価　：行動変容によって及ぼす周囲への影響を考える
④ 自己の再評価　　：行動変容することが自分にとって重要なことだと気づく
⑤ 自己解放　　　　：行動変容をすると決心する
⑥ 援助関係の利用　：行動変容に役立つサポートを探し，活用する
⑦ 拮抗条件づけ　　：問題の行動に代わる行動を学習する
⑧ 強化マネジメント：行動変容や維持のための報酬を増やし，行動変容前の報酬を減らす
⑨ 刺激統制　　　　：行動変容前の刺激となるものを除き，行動変容以降の刺激を増やす

図4-19 行動変容と変容ステージの関係

出典）赤松利恵　ほか，2007.〔文献211〕〕を参考に著者作成

表4-11　ジュニア選手を対象とした食事指導・栄養教育内容例

講義・実習の別	指導・教育の目的	具体的な食事指導・栄養教育内容	卓球エリートアカデミー（中学1〜2年生）		レスリングエリートアカデミー（小学6〜中学2年生）		セーリングナショナルコース合宿（中学3〜大学1年生）		和歌山県タレント発掘事業（小学4〜5年生）	
			2008実施[*1]	全体[*2]	2008実施[*1]	全体[*2]	2008実施[*1]	全体[*2]	2008実施[*1]	全体[*2]
講義	コンディショニングと身体づくり	基本の食事の摂り方	●	○	●	○	●	○	●	○
		食事量を把握する	●	○	●	○	●	○	●	○
		間食と補食について	●	○	●	○	●	○	●	○
		サプリメントとドーピングについて		○		○				○
		偏食・欠食について	●	○		○	●	○		○
		食品表示について		○		○				○
		水分摂取について	●	○	●	○	●	◎	●	○
		体調・体重管理について	●	○	●	◎	●	○		○
		除脂肪量の増加など		○		◎			●	
		持久力・回復力について		○		○				
	試合前の食事	試合前に気をつけること	●	◎		◎	●	◎	●	○
		試合中の食事戦略	●						●	○
		試合後の食事戦略	●	◎				◎		
	スポーツ障害予防	骨密度を高める食事		○				○		○
		貧血予防のための食事		○				○		○
		女性アスリートの三主徴[*3]予防のための食事	●	○	●	○				
	海外	時差と体調管理		○				○		
		海外で気をつける事項（食・衛生）		○				○		
実習等	上記の栄養教育のためのサポート	テーブルマナー		○				○	●	○
		調理体験実習	●	○				○		
		カフェテリア方式体験	●	○	●	○	●	○	●	
		食事調査・食事評価	●	○	●	○				
		身体計測・メディカルチェック	●	○	●	○			●	
		個別面談・個別指導	●	○	●	○		◎		○

＊1：●は栄養教育プログラムのなかで2008（平成20）年度に実施した項目。
＊2：○◎は栄養教育プログラムに含まれる内容。◎は特に競技特性を反映すると考えられる項目。
＊3：女性アスリート三主徴とは，骨粗鬆症，運動性無月経，摂食障害のこと。
出典）髙田和子　ほか：エッセンシャルスポーツ栄養学，市村出版，p.127，2020．を一部改変

変容ではどの時期に達しているかを把握をし，選手の状況にあわせた栄養教育プログラムを展開していく必要がある（図4-19）[211]。ジュニア選手の栄養教育プログラムの参考例を示す（表4-11）。選手のパフォーマンスや年齢など段階にあわせた食事指導・栄養教育計画を立てることにより，体系的な指導を行うことができる。食事は栄養教育を行う際に生きる媒体となることから，プログラム内でも食事を用いた指導を展開することが望ましく，選手や保護者に食事指導・栄養教育を実践することで，家庭での取り組みに変化が生じる。指導者には，練習前後の食事内容や，練習中の飲水の目安量や間隔などの情報提供を行うことで，食事・栄養の重要性を認識してもらうことができ，合宿・遠征時の栄養教育の提案も容易となる。

（4）合宿・遠征時における栄養教育・栄養サポート

　合宿や遠征時は，日々の栄養教育の評価や制限された環境下でどのような食事を選択することが好ましいかを指導できる貴重な機会であるため，計画を立てて栄養教育を実施する必要がある。合宿・遠征時における栄養サポートの例を示す（図4-20）。宿泊先がカフェテリア方式で食事を自由に選択できる場合には，選手自身が競技に必

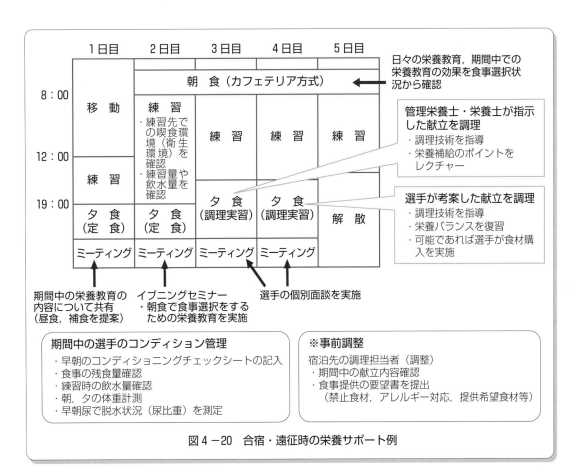

図4-20　合宿・遠征時の栄養サポート例

要な栄養を食事としてどのように選択するか，これまで栄養教育した習熟度の評価を行うことができる。また，合宿・遠征時は，練習先からの移動の際の補食内容の提示や今後自身で食事選択をしなければならない状況の際の栄養教育の場として有効活用することが望ましい。夕食時などにセミナーを実施することで，選手が食事を喫食しながら効果的な栄養教育を実施できるため，指導者と事前に栄養指導の時間がいつ確保できるか調整しておく必要がある。調理経験の乏しい選手に対しては，合宿時に調理実習を行うことで，食材購入や調理技術，食材の保存方法を学ぶことができる。

　合宿・遠征時には，選手の体調管理にも注意しなければならない。ジュニア選手が合宿や遠征を行う際には，保護者が不在のため選手自身で身の回りや練習・試合の準備を行い，見知らぬ土地に滞在することから通常とは大きく異なる環境で生活をすることとなる。食事や環境の変化によって食欲の低下により食事量が減少することも多く，期間中に外傷や体調不良を起こす選手も少なくない。期間中の食事量や水分補給量など体調管理にも注意する必要がある。合宿・遠征時には，選手への食事提供など栄養サポートを行うことが中心になりがちだが，選手がどのような練習に取り組んでいるのか，練習場所での食事の喫食環境などを確認する貴重な機会でもある。合宿・遠征中には，食事のマナーや調味料の使用方法，食事の欠食状況などの把握や助言もできることから，日々の栄養サポートとあわせて栄養教育を行い，食事・栄養の基本を獲得し，選手自身が自立できるようなサポート行う。

４．３　ジュニア選手において注意しなければならないエネルギー・栄養素
（１）ジュニア期におけるエネルギーの目標摂取量

　発育・発達段階のジュニア選手では，競技を実施するためのエネルギーと発育・発達に必要なエネルギーの確保が求められる。ジュニア期以外の選手におけるエネルギーの設定についてはさまざまな提言が示されている。しかしながら，ジュニア選手では，食事内容や食文化などの食生活，発達段階や競技と指導期間が各国で異なることから，具体的な摂取量については明言できていないことが現状である。

　日本では，日本人の食事摂取基準[28]により性別，年齢，活動量，発達段階を考慮した推定エネルギー必要量が明示されている（エネルギーの目標摂取量の決定は第2章p.26～参照）。ジュニア選手におけるエネルギーの目標摂取量は，発育・発達に必要なエネルギー量（エネルギー蓄積量）を考慮して以下の計算式にて推定する。

エネルギーの目標摂取量（kcal/日）
＝エネルギー消費量（kcal/日）＋ 発育・発達に必要なエネルギー量（kcal/日）
＝基礎代謝量（kcal/日）× 身体活動レベル＋エネルギー蓄積量（kcal/日）

（日本人の食事摂取基準（2020年版）から改変）

　ジュニア選手の発育・発達に必要なエネルギーが確保・補給できている場合には，身長および体重の増加がみられる。体重増加量は競技特性によってさまざまであるが，身長の発育速度は各年齢における成長曲線[210]を考慮したうえでエネルギーの目標摂

取量の設定の妥当性を評価していく必要がある。ジュニア選手では，エネルギー摂取量よりもエネルギー消費量が上回ることによる低エネルギー有効性（第2章p.27参照）に陥る可能性が高い。発育・発達段階のジュニア選手では，1年間に身長が10 cm伸びているのに体重が1 kgしか増加していない選手なども見受けられる。発育・発達段階を考慮した適切なエネルギーの目標摂取量の設定ができていれば身長および体重のさらなる増加が見込まれ，ジュニア選手の発育・発達の可能性を現状以上に高められたのかもしれない。ジュニア選手におけるエネルギーの目標摂取量を算出した際には，アセスメントを定期的に行い，体重や除脂肪量，体脂肪量などの体格の指標を評価し，設定したエネルギーの目標摂取量が妥当であるかどうかを評価する。

（2）ジュニア期におけるたんぱく質摂取

　発育・発達段階では，競技に見合った身体の獲得のために筋肥大を目的としたトレーニングを行う必要がある．最大発育速度を境とした思春期（おおよそ10～16歳）前までのレジスタンストレーニングは筋肥大の程度が低い[212]。このことから，思春期前には最低でも自重によるトレーニングを実施し，思春期以降では加重によるレジスタンストレーニングを行い，骨格筋の増量をめざすことが望ましい。骨格筋の増量においては，トレーニングの時間にあわせたたんぱく質の摂取が必要となる（第2章p.31～参照）。また，筋合成を高めるためには，たんぱく質に加えてエネルギー付加を行うことも有効である（第3章p.95～参照）。ジュニア選手では，栄養の補給環境が制限され，エネルギーゼリーやプロテインなど利便性の高いスポーツフーズを利用する場合も多い。無計画なスポーツフーズの利用は，エネルギーやたんぱく質の過剰摂取につながる可能性もあることから，定期的なアセスメントを行い，たんぱく質の摂取量が適正であるかを評価していく必要がある。

（3）ジュニア期における不足しやすい栄養素（カルシウム，鉄）

　発育・発達段階では，エネルギー，各種栄養素が不足する傾向が強いが，特に不足しやすい栄養素としてカルシウム，鉄があげられる（第2章，p.65～参照）。カルシウムや鉄は経皮などによる損失[210]があることから，選手では練習の実施に伴って一般の人よりも損失量が多くなる可能性がある。ジュニア選手では発育・発達時期に練習を行うことからシニア選手よりもカルシウムや鉄が特に不足しがちであるため発育・発達に支障のないように補給する必要がある。

　カルシウムは，骨の主成分であり，筋収縮や血液凝固，情報伝達など生体内でさまざまな役割を担う。ジュニア選手のカルシウム不足は，骨折や疲労骨折の要因となり，競技への復帰に多くの時間を要することとなる。このことから，カルシウムを日常的に補給し，不足を防ぐ必要がある（第2章，p.66～参照）。小学生，中学生では給食を喫食しているため，カルシウムが安定的に摂取できる環境にある。しかしながら，高校生では学食や弁当持参など食事の供給方法がこれまでと大きく変化する。このこと

により，カルシウム摂取量の個人差が大きくなる傾向にあるため，注意が必要である。

　鉄は，身体全体に酸素を運搬する赤血球の材料となり，鉄が不足することで鉄欠乏性貧血となる。貧血は，細胞への酸素供給が低下することからパフォーマンス低下の大きな要因となるため，鉄を補給して貧血を予防する必要がある（第2章p.71参照）。また，女子選手は12歳前後から初経を迎え，月経に伴う鉄の損失もみられるため注意しなければならない。鉄鍋などの鉄製の調理器具は，調理に用いることで器具からの鉄の溶出により鉄の摂取量が増加する[213]。近年ではテフロン加工のフライパンが主流となってきており，調理器具からの鉄の補給が低下しつつあるため注意すべきである。

（4）ジュニア選手とサプリメント

　ジュニア選手の栄養サポートを実施する際には，サプリメント（第3章p.106参照）を使用するか否かについて，選手，保護者，指導者と共通認識をもたなければならない。ジュニア選手の栄養補給については，**食事を基本**とし，サプリメントを使用せずに食事から必要な栄養を補給することが望まれる。その理由としては，ジュニアの時期に食事や栄養に関する知識の獲得，調理技術の習得を行うことが，食事の選択能力の獲得につながるためである。食事や栄養の基本的な知識を獲得したうえで，心身の発育・発達にあわせたサプリメントの活用を考える必要がある。

　選手の中には，サプリメントを補う（supplement）ものという認識ではなく，依存（dependence）捉えてしまう場合もある。そのため，サプリメントは食事で不足しがちな栄養素を補うという目的であることを十分に教育しなければならない。栄養は食事からの摂取が基本であるが，サプリメントを用いなければならない場合もある。サプリメント使用例としては，合宿・遠征時や食欲のないとき，減量時期，カルシウムや鉄などの不足しがちな栄養素がある場合，練習時間が長く食事環境が制限されている場合（発育・発達段階）があげられる。また，ジュニア選手は学校や練習など拘束される時間が長く，効率的な栄養補給を行えない状況もあるため，サプリメントの使用を検討する必要もある。

　サプリメント使用時の注意点としては，ビタミンやミネラルは体内の濃度が低いものも多く存在することから，食事に加えてサプリメントを摂取することで過剰摂取につながる可能性が高くなる。過剰摂取による栄養障害を防ぐためにも日本人の食事摂取基準[28]における耐容上限量を参考に食事とサプリメントから適切な補給が望まれる。

　ユースオリンピック競技大会日本代表の18歳未満のジュニア選手のサプリメント状況の調査では86.2％と利用率が高い結果であった[214]。その一方で，アンチ・ドーピングの意識が「ある」と回答した選手は，シニア選手が89.9％だったのに対して，ジュニア選手では66.7％と低い値であった。選手，保護者，指導者のなかには，サプリメントを摂取することで劇的な変化が起こることを想像しているものも少なくない。食事・栄養はトレーニングをするうえでの土台となる。サプリメント摂取による

パフォーマンスの向上などを期待する時点でドーピングのような危険な思想に近づくことにつながる。このことから，ジュニア選手には，食事からの栄養補給を基本とし，サプリメントの適切な使用に関して，管理栄養士・栄養士が栄養教育する必要がある[215]。

5．特別な配慮が必要な対象

　　これまでに述べられているように，選手に対する栄養サポートは，競技，性別，年代，身体状況によってさまざまな対応が必要となる。一方，選手のなかには，宗教や思想，疾病などにより，特別な配慮を必要とする場合がある。本節では，選手における特別な配慮が必要な食事について解説する。

5．1　菜食主義

　菜食とは，基本的に動物性食品を控え，豆類や野菜類，果実類，穀類などの植物性食品を豊富に摂取する食事である。したがって，菜食主義者は，菜食を選択して摂取する人のことをいう。菜食主義者を，「野菜だけを食べる者」と捉える場合があるが，「動物性食品を避ける者」と考えるのが正確である。菜食を選択する理由としては，①健康，②動物愛護，③環境保護，④宗教，⑤思想などがあげられる。表4-12[216]に菜食主義者の種類を示した。ヴィーガンは，動物由来のすべてを避け，ベジタリアンは肉類・魚介類を避けるが，ときどき卵や乳・乳製品を食べることがある。このほかにも，肉類・魚介類を避けるが，乳・乳製品・卵を食べるラクトオボ・ベジタリアン，

表4-12　菜食主義者の種類

種　　類	肉類	魚介類	乳・乳製品	卵・卵製品	はちみつ	概　　要
ヴィーガン（完全菜食主義者）	×	×	×	×	×	動物由来のすべての食材を食べない はちみつを摂取しない場合もある
ベジタリアン（菜食主義者）	×	×	△	△	△	肉類・魚介類は食べない ときどき，乳・乳製品，卵等の動物性食品は食べる
ラクトオボ・ベジタリアン（乳卵菜食主義者）	×	×	○	○	△	乳製品と卵は食べるが，肉類，魚介類は食べない
オボ・ベジタリアン（卵菜食主義者）	×	×	×	○	△	卵・卵製品を食べるが，肉類，魚介類，乳・乳製品は食べない
ラクト・ベジタリアン（乳菜食主義者）	×	×	○	×	△	乳・乳製品は食べるが，卵・卵製品は食べない
ペスカタリアン	×	○	○	○	○	魚介類，卵，乳・乳製品等は摂取するが，肉類は食べない
その他	−	−	−	−	−	・果物や種実，ある種の野菜など，植物の命を奪わない食品だけを摂取する「フルータリアン」 ・肉類・魚介類は時々食べる程度に減らし，卵・乳製品などの動物性食品を食べる「フレキシタリアン」 ・バランスのとれた食事をこころがけ，週に2・3回肉を食べない食事をする「ヘルシコンシャス（健康志向者）」　など

出典）Wein D, 2006．〔文献216)〕をもとに著者作成

肉類・魚介類・乳・乳製品を避けるが卵を食べるオボ・ベジタリアン，肉類・魚介類・卵を避けるが乳製品を食べるラクト・ベジタリアンなどがある。

国内における菜食主義者の人口調査（対象者2,418名，男性1,213人，女性1,205人）によると，ベジタリアンとヴィーガンをあわせた割合が5.9％と報告されている[217]。一方，選手を対象とした海外の調査（2010年）では，選手の8％がベジタリアン食を実践し，そのうち1％がヴィーガンであると回答されていた[218]。ただし，国内の選手を対象とした調査は実施されておらず，普及の割合は不明である。

菜食は，血中コレステロールの低下[219]，血圧の低下[220]，血糖値の改善[221]，肥満の予防[221]，2型糖尿病のリスク低減[221]などが報告されている。2009年には，アメリカ栄養士会から菜食に対する公式声明として「適切に献立されたベジタリアン食（ヴィーガンを含む）は，健康的かつ栄養学的に適切であり，ある種の病気に対する予防や治療に有益であること，さらに，妊娠中，授乳中，乳幼児，思春期，青年期，老齢期，そしてスポーツ選手を含めて，全てのライフサイクルにおいて適切であること」について発表された[222]。しかしながら，菜食に関する研究において統一された見解が示されていないのが現状である。

（1）菜食の栄養学的課題

ヴィーガンやベジタリアンの食事（以下，ベジタリアン食）は，低脂質および高食物繊維の特徴がある。一方，穀類，豆類，野菜および果物が中心となることから，たんぱく質の摂取不足に加えて，ビタミンB_{12}，ビタミンD，鉄，亜鉛，カルシウム，エイコサペンタエン酸（EPA）やドコサヘキサエン酸（DHA）の摂取不足が懸念される。

表4-13に不足のリスクが高い栄養素についてまとめた。ベジタリアン食では，不足のリスクがある栄養素があるため，さまざまな食品を計画的に組み合わせることにより，そのリスクを低減することができる。菜食を取り入れる場合には，野菜類，豆類，きのこ類，海藻類および果実類から，毎食複数の食品を組み合わせた食事計画を立てることで，無理なく健康的な食事を継続することができると考えられる。

（2）スポーツ選手と菜食

菜食の選択理由はさまざまであり，これは選手にとっても例外ではない。近年，菜食の有用性や社会的な現状を考慮して選手のなかでも，受け入れられつつある。しかしながら，選手におけるベジタリアン食の効果に関する質の高い研究は存在しない。選手を対象とした研究の多くが，特定の植物性食品または植物性食品のサプリメントを単回摂取させたものであり，ベジタリアン食の効果を詳細に検証していない[223]。現状では，ベジタリアン食がパフォーマンスに与える影響を検討した研究例が少なく，現場での応用が難しいと考えられる。

先述したように，ベジタリアン食では，種々のパフォーマンス発揮に影響すると考えられる栄養素の不足リスクがあるため，専門的な知識がなく取り入れることは避け

表4-13   不足リスクの高い栄養素とその対応

栄養素	不 足 理 由	対 応
たんぱく質	肉類，魚介類，卵，乳製品などの動物性たんぱく質源を摂取しないため不足しやすい	植物性たんぱく質を含む食品を摂取する（大豆，えんどう豆，アスパラガス，ブロッコリー，とうもろこし，そばなど）
ビタミンB$_{12}$	肉類（特にレバー），魚介類，卵，乳製品などの動物性食品全般を摂取しないため不足しやすい 野菜類にはほぼ含まれていない	・海藻類の，のり，わかめ等には少量ではあるが含まれているため取り入れる ・ビタミンB$_{12}$を強化した食品を利用する
ビタミンD	ビタミンDが多く含まれているさけ，さんま，いわしなどの魚類を摂取しないため不足しやすい	・きのこ類（しいたけ，きくらげ　など）に豊富に含まれているため取り入れる ・適度な日光浴をすることで体内で生成される
鉄	吸収されやすいヘム鉄が多く含まれている肉類を摂取しないため不足しやすい	・鉄を含む植物性食品を摂取する（こまつな，ほうれんそう，ひじき，枝豆　など） ・野菜類や海藻類に含まれる非ヘム鉄は吸収率が低いため，ビタミンCを一緒に摂取するとよい
亜　　鉛	魚介類（かき，うなぎなど），肉類（レバー，赤身肉など）の動物性食品を摂取しないため不足する	大豆製品やナッツ類に含まれるため，食事以外にも補食として取り入れる（大豆製品：きなこ，納豆など ナッツ類：アーモンド，くるみなど）
カルシウム	カルシウムの吸収率が高い乳製品，さらに小魚などを摂取しないため不足しやすい	豊富に含む植物性食品は少ないが，葉物野菜に含まれている（モロヘイヤ，こまつな，みずな，チンゲンサイなど）ただし，葉物野菜でもシュウ酸が含まれているものはカルシウムの吸収を阻害するため，ゆでるなどの調理をしてから摂取することがすすめられる
EPA，DHA	EPAやDHAは魚油の一種であり，魚類を摂取しないため不足しやすい	魚類以外からの摂取は難しいため，不飽和脂肪酸が含まれるオイルを代用する（オリーブ油，あまに油など）

たほうがよい。これらの栄養素を不足させないための対応についても表4-13に示している。動物性食品から栄養素を摂取できないため，さまざまな食品を複数組み合わせて取り入れる必要がある。近年は，菜食者用の栄養強化食品も充実しており，食事や補食に取り入れることがすすめられる。

　ベジタリアン食を摂取している選手の栄養不良も懸念されるが，さまざまな種類の植物性食品を摂取するような計画的な菜食であれば，目標達成にむけた選手の努力をなんら妨げるものではないとされる[224]。また，選手は，宗教，健康，動物や環境保護への配慮などの理由から菜食を選択していると考えられる。サポートでかかわる選手が菜食を選択している場合は，本人のもつ考えを尊重して対応することも必要であろう。

5．2　宗教（イスラム教）

　世界にはさまざまな宗教があり，各地で信仰されている。イスラム教，キリスト教，仏教は世界三大宗教とよばれ，これらの信者は世界人口の60％を占めるとされる。このうち，イスラム教を信仰する人をムスリムとよぶ。ムスリムは世界で18億人，世界人口の24％を占めると推計され[225]，現在も増加傾向にある。したがって，ムスリムである選手も国内外に多く存在し，これから増加していくと予想される。

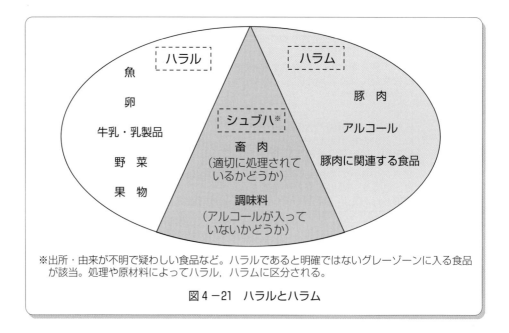

※出所・由来が不明で疑わしい食品など。ハラルであると明確ではないグレーゾーンに入る食品が該当。処理や原材料によってハラル，ハラムに区分される。

図4 −21　ハラルとハラム

　各種宗教のうち，イスラム教は，生活習慣に関する教えが厳しい宗教として知られており，ムスリムは日々教えにもとづいた生活を送っている。イスラム教では，「許されたもの・行為」を意味するハラル，「禁じられたもの・行為」を意味するハラムという考え方が存在する[226]。ムスリムの人々は，日常においてハラルとハラムを判断しながら生活しており，この概念は，食事にも深くかかわっている（図4 -21）。

　ムスリムが禁じられている食べ物として，豚肉，アルコールがある。さらに，定められた方法で屠殺されているか不明な畜肉やアルコールが含有されているか不明な調味料などは，シュブハとよばれ摂取を避ける傾向にある[226]。豚肉，アルコールのような一次原料だけでなく，二次原料，三次原料もハラムとして禁止されている。

　豚肉は，イスラム教の聖書コーランにおいて，不潔，不浄なものとされているため，ムスリムの人々は絶対に避けなければならない。したがって，ムスリムが摂取する食事では，豚に関連するものはすべて避ける必要がある。食事を提供する場合には，豚肉自体を避けるだけでなく，豚由来の成分（豚エキス，豚脂，ゼラチンなど）が入った食品がないかも確認をして避ける必要がある。敬虔なムスリムは，食品そのものだけでなく，豚肉を加工した場所，器具類などまでハラムと判断することもあり，料理を提供する場合には，食品だけでなく調理場所についても配慮が必要である。

　アルコール（いわゆる酒類）は，ムスリム本人が口にしなければよい。しかし，調味料類に含まれていることがあるため，調理をする際には二次，三次原料を確認し，慎重に使用しなければならない。一方，アルコールは国や地域によって許される場合もあるため，酒類の摂取やアルコールが含まれた調味料および料理を食べるかどうかは，ムスリム本人に判断を委ねてもよい。

　豚肉やアルコールが含まれているか否かは，食品や料理の見た目や表示では判断できないことがある。そこで，ハラルであることを確認した食品，料理をハラルフード（ハラル食品）として，認証するしくみがつくられている。ハラル認証は，さまざまな国で取り組まれており，認証する機関や団体も多岐にわたる。一方で，世界的な統一基準がないため，認証の基準や指導内容も統一されていない現状がある。したがって，ハラル認証がされている食品を使用する場合には，認証機関や団体を調べて使用することがすすめられる。

　イスラム教では，毎年，ラマダンとよばれる断食を行う月がある。ラマダンは日没から日の出までは飲食が許されているが，日中の時間帯は，飲食ができない。イスラム教は太陰暦（月の満ち欠けの周期をもとにした暦）を採用しているため，ラマダンの時期は毎年同じではない。2012年に開催されたロンドンオリンピックでは，開催期間がラマダンと重なり，ムスリムの参加選手は日中になにも口にせずに競技を行った。

　ムスリムの選手が，日常的に豚肉やアルコールなどを摂取できないことでエネルギー・栄養素の摂取不足になるリスクは低いと考えられる。しかし，大会や合宿などで，ほかの地域や国に遠征をした場合，ハラルフードであるかを判断できず摂取できるものが限られることが想定される。このようななかで，エネルギーおよび栄養素を摂取できない可能性がある。また，ラマダン期間中の練習や試合では，日中に何も口にしないことを考慮した栄養補給が必要となる。ムスリムの選手をサポートする場合や受け入れる場合でもハラルに配慮し，選手が不利益を被らないような配慮が必要である。特に国際大会などでは，さまざまな宗教を信仰する選手が集まるため，特別な配慮を行う必要があることは忘れてはならない。

5．3　食物アレルギー

（1）食物アレルギーの基本事項

　食物アレルギーは，「食物によって引き起こされる抗原特異的な免疫学的機序を介して生体にとって不利益な症状が惹起される現象」と定義されている[227]。アレルギーは免疫反応のひとつで，ウイルス，細菌，花粉，小麦などの抗原に対して，異物を生体外に除去するたんぱく質（免疫グロブリン：IG）に結合することで異物を排出する。食物アレルギーを起こす対象は，動植物由来のたんぱく質である。食物アレルギーを引き起こすたんぱく質をアレルゲンとよび，食物以外の場合もある。その侵入経路は皮膚，経気道，経粘膜，注射などさまざまである。

　食物アレルギーは，食物そのものの作用による反応は含まない。たとえば，乳糖不耐症は牛乳に含まれる乳糖を分解できずに下痢が引き起こされる。このように，ある原因食品を摂取したときに食物アレルギー症状のようにお腹の調子を崩すことがあるが，これは食物アレルギーではなく食物不耐症に分類される。

　食物アレルギーは，抗体の一種である免疫グロブリンE（IgE）が関連するIgE依存性反応と，IgEが関連しない非IgE依存性反応の2つに分類される（表4-14）[228]。非

表4-14　食物アレルギーと食物不耐症

分類	機序	反応・疾患など	臨　床　型	原因となる食物	アナフィラキシーショックの可能性
アレルギー	免疫学的	IgE依存性反応	即時型症状	乳児：牛乳，小麦，そば，魚類，ピーナッツ 学童以上：甲殻類，魚類，小麦，果実類，そば　など	高い
			食物依存性運動誘発アナフィラキシー	小麦，えび，かに　など	かなり高い
			口腔アレルギー症候群	果実類，野菜類　など	低い
		非IgE依存性反応	遅発型症状	乳製品，卵，豆類，ナッツ類，米，小麦　など	低い
食物不耐症	非免疫学的	代謝性疾患	乳糖不耐症 など	牛乳，乳製品　など	―
		薬理学的	カフェイン	コーヒー　など	―
		毒　　性	ヒスタミン中毒	―	―
		その他特発性	亜硫酸塩	―	―

IgE依存性反応は，詳細なメカニズムはまだ解明されていない。特異的IgE抗体がかかわっているかどうかが不明の場合は非IgE依存性反応とされる。

　さらに，アレルゲンを摂取してから症状が誘発されるまでの時間経過によって，即時型反応と非即時型反応に分けられる[228]。IgE依存性反応の多くは即時（2時間以内）に反応する。非IgE依存性反応では，摂取後2時間以上経過してから症状が現れることが多い。

　食物アレルギーの症状は，皮膚（発赤，じんましんなど），粘膜（鼻水，くしゃみなど），呼吸器（喘鳴，咳など），消化器（腹痛，下痢など），かゆみや腫れ（目，唇，口腔内など），神経，循環器など多様であり，症状の程度は個人差がある。食物アレルギーの症状のうち，「アレルゲン等の侵入により，複数臓器に全身性にアレルギー症状が惹起され，生命に危機を与え得る過敏反応」をアナフィラキシーという[228]。アナフィラキシーは，血圧低下や意識障害などの全身性のショック症状を伴い危険である。

　即時型食物アレルギーの原因食物は，鶏卵，牛乳，木の実類，小麦の順で多く，比較的日常で摂取する頻度が高い食品が該当する。また，即時型食物アレルギーの新規発症原因食物は，年齢によって変化する。乳児や幼児早期（0～2歳）では，鶏卵と牛乳が主な原因となっている。また，3～6歳になると木の実類や落花生が多くなり，学童期から成人（7～18歳以上）では甲殻類や果実類も上位の原因物質となっている[229]。子どもは，加齢とともに耐性を獲得する場合が多いが，成人は耐性獲得の可能性は乳児発症に比べて低いとされている。

　国内における選手を対象とした詳細な調査報告はないが，これまでに国内で実施されている研究で報告されている有症率程度は存在していると予測できる。一方，選手

のなかには，特定の食品を摂取した後に下痢や腹痛などの消化器症状があっても，食物アレルギーを疑わない場合がある。このような選手に対しては，症状が現れたときの状況を記録し，原因となりそうな食品をあげたうえで摂取をやめるなどの対応をし，体調の把握をすることが必要である。症状がひどい場合には専門医を受診して原因を突き止め，選手のコンディションをよりよい方向に向かわせるようなサポートを考慮する。

（2）食物依存性運動誘発アナフィラキシー

食物依存性運動誘発アナフィラキシーは，原因食物を摂取した後に運動（スポーツ）を行うことによってアナフィラキシーが誘発される病態をいう[228]。中学生から青年期に多く，原因食物摂取から2時間以内の運動による発症が大部分を占めるが，最大4時間を経過して発症したとする報告もある。これはIgE依存性であり，運動がIgE依存性即時型食物アレルギーの誘発閾値を下げる因子とされる。原因食物では小麦，えびなどの甲殻類や果実類が多い。

アレルゲンとなる食物を摂取するだけでは症状が現れず，運動を実施すると出現するため，食物アレルギーであると認識しにくい。たとえば，中学生が給食（パン，うどんなどの小麦を含むもの）摂取後に体育や部活動を行い，眼瞼腫脹やじんましんが出現し，症状を繰り返したため病院を受診した症例が報告されている[230]。選手において，食後の運動時に腹痛や下痢，じんましんなどの食物アレルギーにある症状を繰り返す場合には，アレルギー専門医を受診し，検査を受けて原因を特定し，その食品の摂取を控えるなどの対応がすすめられる。

学校での体育，部活動やクラブチームの活動，健康づくりの運動など，子どもから大人まで食後に運動を行う場面は多くある。一方，国内における選手を対象とした食物依存性運動誘発アナフィラキシーに関する調査報告がないため，有症率の詳細は不明である。選手において，皮膚のかゆみ，じんましん，腹痛や下痢のような明らかな食物アレルギー症状だけでなく，だるいなど食物アレルギーの症状にみえない体調不良を訴える場面に遭遇することもあり，食物アレルギーであることに気づかないままでいることも想定される。

食物依存性運動誘発アナフィラキシーは，選手において日常の健康問題でもあり，パフォーマンスを低下させるリスクだけではない。練習が生活の一部である選手が，食物依存性運動誘発アナフィラキシーによって練習および食事を制限されると，練習の質の低下につながる。選手の健康を守るうえでも，食後の練習や試合時に食物アレルギー症状が発現した場合には，ただちに活動を中止するだけでなく，病院の受診と検査を受けることをすすめる必要がある。

食物依存性運動誘発アナフィラキシーを診断されている場合には，運動前（30分〜4時間）に原因食物を摂取しないことが発症予防に有効である。また，食物依存性運動誘発アナフィラキシーは認知度が高いとはいえないため，本人だけでなく，かかわ

るスタッフも対応や知識を共有しておくことでさらなる予防につながる。さらに，ア
ナフィラキシーを発症してしまった場合に備えて，アドレナリン自己注射（エピペン）
や救急搬送先の確認などの準備をしておくことも重要である。

5．4　FODMAP（フォドマップ）

　練習中または練習後に消化器症状を訴える選手は比較的多く，パフォーマンスを低
下する要因になり得る。選手が練習中または練習後に訴える消化器症状は，腹部膨満
感，下痢，軟便および腹痛などがあり，過敏性腸症候群の症状に類似している。
　過敏性腸症候群の諸症状を軽減するために，低FODMAP食という食事療法が取り
入れられている[231]。FODMAPとは，発酵性の高いオリゴ糖，二糖類，単糖類，ポリ
オール（ソルビトール，マンニトール，キシリトールなど）の頭文字を取ったものであ
る[232]。これらの食品は，比較的小さい分子の炭水化物であるが小腸において吸収さ
れにくく，大量に摂取することで腸内の浸透圧が上昇し下痢を引き起こす可能性があ
る（図4-22）。また，大腸に運ばれると，大腸菌によって急速に発酵され，ガスを発
生させることで腹部症状を発生させると考えられている[232]。これらから，過敏性腸

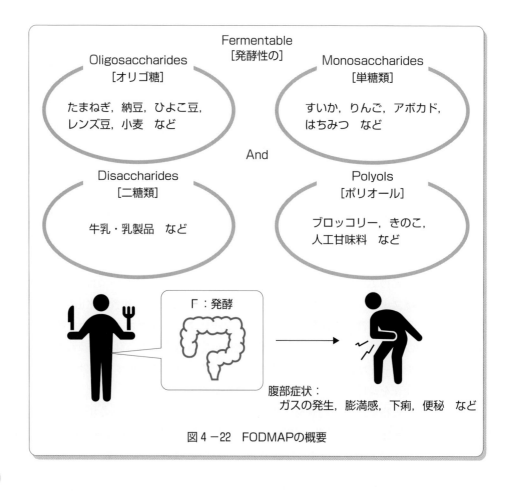

図4-22　FODMAPの概要

症候群では，FODMAPを避けることが各種症状の軽減に有効であると示唆されている。

　選手における練習中および練習後の腹部症状の軽減に対しても，低FODMAP食が有効であることが報告されている[233]。現状では，選手における低FODMAP食の有効性に関するエビデンスレベルは低いが，今後検証が発展することでスポーツ栄養学分野における新しい食事方法となる可能性がある。

　高FODMAP食を低FODMAP食に切り替えることで，有益な効果を得ることができることも考えられる。しかし，適切な知識がなく単純にそれらの食品を変更することは日常に摂取する食品の選択の幅を狭め，種々の栄養素を不足させる可能性がある。したがって，選手が低FODMAP食を検討する場合は，スポーツ栄養士（管理栄養士）や医師と相談して取り入れることがすすめられる。

5．5　栄養摂取と免疫機能

　これまでに選手の免疫機能と栄養補給の関連を検討したレビュー[234,235,236]がいくつか発表されており，近年は選手の腸内細菌に関するレビュー[237]やプロバイオティクスに関する国際スポーツ栄養学会の提言[238]も公開されるなど，選手の免疫機能や腸内環境と栄養摂取の関係が注目を集めている。

　オープンウィンドウ生体内（激しい運動後，一時的に免疫応答が低下している状態）に侵入したウイルス，バクテリア，そのほかの病原体を排除するための免疫機能を維持するには，ブドウ糖（グルコース），アミノ酸，脂肪酸などエネルギー源となる栄養素の適切な補給が必要不可欠であり，過度のエネルギー制限は，視床下部―下垂体―副腎系（HPA軸）の活性化やコルチゾールなどのストレスホルモンの増加を介して免疫機能に影響を与える可能性が示されている[239]。そのほかにビタミンC，ビタミンD，亜鉛，グルタミン，ポリフェノール等も免疫機能に寄与する可能性が示唆されている[234,235,236]。栄養摂取が選手の免疫機能や腸内環境に与える影響についてのエビデンスはまだ十分ではないが，一部を紹介する。

（1）　糖質，たんぱく質摂取と免疫機能

　比較的高い強度での長時間の運動中に糖質を補給することは，インターロイキン-6などのサイトカインの分泌や，運動後の白血球数の増加を抑制することが知られており[240]，運動中および運動後の血糖値が維持されることでカテコールアミンなどのストレスホルモンの分泌も抑制される[241]。運動後の糖質摂取が免疫反応に与える影響を検討した研究では，筋グリコーゲンが枯渇するような自転車運動を行い，その後48時間にわたって高糖質食（8.0 g/kg体重/日）あるいは低糖質食（0.5 g/kg体重/日）を摂取させ，48時間後に最大酸素摂取量の75 %に相当する強度で60分間の運動を実施した。その結果，高糖質食に比べて，低糖質食摂取時には血漿コルチゾール濃度が高値を示し，運動後の白血球，好中球，リンパ球数も高値を示しており，炎症が生じてい

る可能性が示唆された[242]。同様に，筋グリコーゲンが枯渇する自転車運動を行った後に，高糖質食（8.4 g/kg体重/日）あるいは低糖質食（1.1 g/kg体重/日）を3日間摂取させたところ，低糖質食と比較して，高糖質食摂取時には運動後の血漿コルチゾール濃度やサイトカイン濃度，白血球数の増加が抑制されており，炎症が軽減され免疫機能の低下が抑制されたことが推察されている[243]。以上のように，低糖質食摂取が免疫系に及ぼす負の影響を考慮すると，筋グリコーゲンが枯渇するようなトレーニングを行う期間に，糖質制限食を習慣的に摂取することは避けたほうがよいと考えられる[9]。糖質摂取が運動誘発性の生体内免疫応答に及ぼす急性および習慣的な影響については，さらなる研究が必要である。高たんぱく食の摂取は，運動によって損なわれた免疫応答の回復を助ける役割を有している[244]。また，運動後速やかに糖質とたんぱく質を含む溶液を摂取すると，運動後の回復期における好中球の脱顆粒の減少を防ぐことができることも報告されている[245]。

（3）プロバイオティクス

　プレバイオティクスおよびプロバイオティクスは，腸内細菌や，腸管で産生される短鎖脂肪酸などの代謝産物を介して粘膜免疫系や全身の免疫系に影響を与える[246]。プレバイオティクスとは大腸内の特定の細菌の増殖および活性を選択的に変化させることより，宿主であるヒトに有利な影響を与え，宿主の健康を改善する難消化性食品成分である。プロバイオティクスとは腸内フローラ（腸内細菌叢（そう））のバランスを改善することによって宿主の健康に好影響を与える生きた微生物である。選手を対象とした研究で，プロバイオティクスの摂取が風邪や気管・咽頭の炎症などの上気道感染症に与える効果を検討したものがいくつかある。陸上長距離選手20名を対象とした研究では，28日間のプロバイオティクス（*Lactobacillus fermentum*）摂取により，上気道感染症の日数と上気道感染症症状の重症度が減少することが示されている[247]。また，大学生選手64名を対象とした無作為化プラセボ対照試験では，プロバイオティクス（*Lactobacillus casei* Shirota）を毎日摂取した選手では，プラセボを摂取した場合と比較して，4か月間の冬季トレーニング期間中の上気道感染症の発生率が低く，唾液中のIgA分泌が維持されていたことも明らかになっている[248]。選手の免疫機能の維持・改善のために，積極的なプロバイオティクスの摂取を支持するエビデンスはまだ十分に蓄積されてはいないが，プロバイオティクスやプレバイオティクスが腸内細菌やその代謝産物を介して宿主であるヒトの免疫機能に影響を与えることは明らかにされており，有益性はあると考えられる。したがって，海外遠征中や渡航前など，特に上気道感染症の発症リスクが高まる期間には，プロバイオティクスの補給を検討してもよいかもしれない[249]。

　公認スポーツ栄養士は，公益財団法人日本スポーツ協会（JSPO）と公益社団法人日本栄養士会が共同で養成している資格である。国際的にみても，スポーツ競技団体と栄養士の職能団体が共同で認定している制度はめずらしい。公認スポーツ栄養士は，スポーツ栄養の知識をもつ専門家として，競技者の栄養・食事に関する自己管理能力を高めるための栄養教育や食事環境の整備に関する支援など，栄養サポートを行うことが期待されている。活動スタイルとしては，研究教育機関，病院，行政，高齢者施設などではたらきながら活動しているほか，独立して開業，委託給食会社，スポーツチーム，食品メーカーに所属して業務の一環としての活動，教育施設で栄養教諭や栄養士として活動しながら所属している選手のサポートを行うなどさまざまである。

① 受講資格

　受講資格は受講する年の4月1日現在，満22歳以上の管理栄養士で，スポーツ栄養指導の経験がある者または予定のある者のうち，JSPOおよび日本栄養士会が認めた者とされている。実際の受講申込時の個人調書には，受講動機，資格取得後の活動予定のほかに，管理栄養士取得後で直近5年以内の活動実績として，選手のサポート経験やそのほかの活動およびインターンシップの予定先の記載欄があるので，すでにスポーツ栄養指導の経験があることが望ましい。すべての講義・実習，試験の合格は受講決定通知受領から5年以内に終える必要があり，この期間内に受講できることも受講条件となる。また，公認スポーツ栄養士の専門科目のうち，スポーツ栄養に必要な基礎知識は，特定非営利活動法人日本スポーツ栄養学会が開催している「スポーツ栄養ベーシック講習会」を充当しているため，事前にこの講習会を受講していることも必須である。

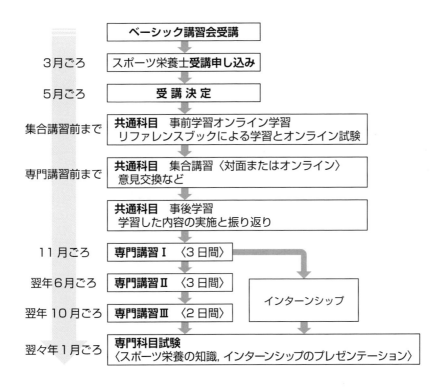

② **講習内容**

　受講申し込みから受講後の講習等の流れについて，図に示した。受講開始年度には，JSPOの各種公認指導者資格と共通して受講する共通講習を，11月ごろに行われる専門講習の前に終了しておく必要がある。また，各チームで実施するインターンシップについても早めに準備しておくことが望ましい。

③ **資格更新**

　公認スポーツ栄養士の資格は，ほかのJSPOのスポーツ指導者の資格と同様に有効期間は4年間である。4年（申請期限を考慮すると実質3年半）の間に，日本栄養士会の生涯教育4単位を含む15単位を所定の講習会受講，学会参加，学会発表，論文執筆などにより取得する必要がある。

＊なお，上記の内容は2023年10月現在のものであるので，最新の情報はJSPOまたは日本スポーツ栄養学会のホームページを参照されたい。

　　　JSPOホームページ　　　　日本スポーツ栄養学会ホームページ

髙田　和子

コラム　栄養教諭としてのスポーツ栄養士の活動

　「栄養教諭」と聞くと"学校給食"や"食育授業"を思い浮べる人が多いのではないでしょうか。栄養教諭は食に関する指導と学校給食の管理を一体のものとして行います。給食センターでは，給食の献立作成や食材の発注，調理場の衛生管理や調理指導といった学校給食の管理を行います。また，学校では給食の時間に給食を生きた教材として活用し，教科と関連した食に関する指導を行ったり，教科などの授業で担任や教科担当の先生と連携して授業を行ったりしています。

　食に関する指導のなかでも特に，「個別的な相談指導」では，スポーツ栄養マネジメントの学びから，手順に沿って指導を行うことで，スポーツをする児童生徒以外にも肥満・偏食・食物アレルギーを有する児童生徒などに個別的な相談指導を実施しています。

　養護教諭や担任と連携しながら，発育・発達段階にある子どもたちの様子や栄養状態をみきわめ，これからどのように成長するかを想定し，現状の課題を解決して，より健康に発育・発達するためにどのような食事を摂るとよいか，ということを専門的な立場で指導します。

　学校給食は，1週間で21食（3食×7日間）の食事のうちの5食に相当します。実際には家庭での食生活や生活習慣が大きく影響するため，児童生徒以外にも保護者との連携が必要不可欠になります。対象となる児童生徒の現状は，学校生活のようすだけではなく，それ以外の部分も詳細に把握したうえで，何をどのくらい摂るとよいか栄養補給計画を立て，その計画を具体的にいつどのようにするかの行動計画を決めて実行します。

　計画を実行するためには，課題解決に必要な栄養教育を行います。たとえば，帰宅から夕食までの時間が長く間食によるエネルギー摂取量が多くなってしまい，夕食での野菜の摂取量が少ないという課題がみられた中学生では，その課題を本人と保護者が共有したうえで解決するために，保護者が仕事などで帰宅が遅いときには，帰宅してから夕飯までに自分で簡単な調理を行い，補食を摂ることができる調理指導やレシピを提案します。また，保護者には，朝食時にごはんを多めに炊いて冷凍しておく，簡単な調理ができるような食材の購入を依頼するなど，親子ともに目標をもって食生活の改善に取り組むようにサポートしています。

　個別的な相談指導を受けた児童生徒から「体調がよくなって学校での活動が楽しい」「食べることだけでなく，生活のリズムも整い，思っていた身体づくりができてきた」といった声が聞かれ，ジュニア期の児童生徒がよりよい発育・発達をすることに直接かかわることができ，やりがいを感じます。しかし，ジュニア期のため，計画段階で設定した期間内でも常に成長の状態を確認し，良好な発育・発達ができるようにこまめに調整をする必要があり，難しさを感じることもあります。

　栄養教諭は学校に1人しかいないことや，栄養教諭のいない学校で食に関する指導も行うため，学校では多くの教職員と連携して，課題や状況の把握を行うことが大切になります。管理栄養士・栄養士をめざして勉強中のみなさんには，今のうちから多くの人とかかわり，コミュニケーション能力を身につけてほしいと思います。管理栄養士・栄養士は1人で仕事をすることは少なく，常に相手がいてコミュニケーションをとりながら進めるため，相手の話を聞く力，わかりやすく伝える力など，さまざまなコミュニケーションの力が必要になります。みなさんが管理栄養士・栄養士として社会に出たとき，一緒に仕事をできることを楽しみにしています。

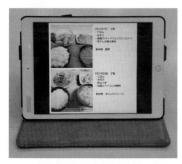

家庭での食事内容記録の一例　　　豊田市立加納小学校／豊田市北部給食センター　重田 玲子

文　　献

1) McKay AKA, et al.：Defining training and performance caliber; a participant classification framework. Int J Sports Physiol Perform, 17 (2), 317-331, 2022.

2) 小清水孝子：栄養指導の現場から新体操選手への栄養サポート，保健の科学，45 (6)，439-443，2003.

3) 小清水孝子：審美系女子スポーツ選手の減量時の食事における問題点，臨床スポーツ医学，25 (8)，891-896，2008.

4) 大須賀穣ほか：アスリートの月経周期異常の現状と無月経に影響を与える因子の検討，日本産科婦人科学会雑誌，68 (4付録)，4-15，2016.

5) 小清水孝子：審美系競技の栄養管理（特集 現場で使えるスポーツ栄養学），臨床スポーツ医学，35 (11)，1180-1183，2018.

6) 国立スポーツ科学センター：形態・体力測定データ集2010，日本スポーツ振興センター，2012.

7) Reale R, et al.：Individualised dietary strategies for Olympic combat sports：Acute weight loss, recovery and competition nutrition, Eur J Sport Sci, 17 (6), 727-740, 2017.

8) Matthews JJ, et al.：Extreme rapid weight loss and rapid weight gain observed in UK mixed martial arts athletes preparing for competition, Int J Sport Nutr Exerc Metab, 27 (2), 122-129, 2017.

9) 岡西哲夫：持久系スポーツの特徴：持久力と瞬発力（特集 持久系スポーツによる運動器障害 (1) その魅力と理解のための基礎知識；持久系スポーツの特殊性）」，臨床スポーツ医学，34 (6)，550-555，2017.

10) 鯉川なつえ：陸上競技における「スポーツ貧血」の現状と対策，日本臨床スポーツ医学会誌，16 (2)，216-220，2008.

11) 日本陸上競技連盟：アスリートの貧血対処7か条.
https://www.jaaf.or.jp/wp/wp-content/uploads/2016/06/10d4b08a03a4bcc8d71cfb866608db23.pdf（2022年8月10日アクセス）

12) 柳沢香絵：瞬発系競技の栄養管理（特集 現場で使えるスポーツ栄養学），臨床スポーツ医学，35 (11)，1156-1163，2018.

13) 鈴木いづみ：球技系競技の栄養管理（特集 現場で使えるスポーツ栄養学），臨床スポーツ医学，35 (11)，1174-1179，2018.

14) 宮城修：サッカーのピーキング（特集 ピーキングの生理・心理），体育の科学，52 (7)，547-551，2002.

15) 杉島有希：水泳，格闘技，階級制競技の栄養管理（特集 現場で使えるスポーツ栄養学），臨床スポーツ医学，35 (11)，1184-1189，2018.

16) 長澤誠浩：用具と環境を考える 水泳編，Training Journal，2，44-45，2011.

17) Tenforde AS：Influence of sports participation on bone health in the young athlete：a review of the literature, PM R, 3 (9), 861-867, 2011.

18) 寒川美奈：冬季競技におけるウォーミングアップ：寒冷環境下のスポーツ（特集 ウォーミングアップのスポーツ医科学），臨床スポーツ医学，36 (6)，690-692，2019.

19) John C, et al.：ピリオダイゼーションの研究と応用の課題，ストレングス & コンディショニング，17 (4)，42-49，2010.

20) Haff G ed.：Periodization strategies for youth development, Strength and Conditioning for Young Athletes（Cowan University），Routledge，171-190，2013.

21) Bosquet L, et al.：Effects of tapering on performance：a meta-analysis, Med Sci Sports Exerc, 39 (8), 1358-1365, 2007.

22) Mujika, et al.：Scientific bases for precompetition tapering strategies, Med Sci Sports Exerc, 35 (7), 1182-1187, 2003.

23) Wathen D,et al.：Essentials of Strength Training and Conditioning 2nd ed., Human Kinetics, 513-527, 2000.

24) 松本恵：「スポーツと栄養」－コンディショニングと栄養摂取，日大医学雑誌，80（2），75-80，2021.

25) Lemon PW：Effects of exercise on dietary protein requirements, Int J Sport Nutr, 8（4），426-447, 1998.

26) 日本スポーツ振興センター，国立スポーツ科学センター：体重階級制競技のウエイトコントロールガイドブック，2019. https://www.jpnsport.go.jp/hpsc/Portals/0/resources/jiss/info/pdf/weight％20control_guide％20book.pdf（2022年8月10日アクセス）

27) Gaines R：Nutrition ストレングス ＆ パワーアスレティックのパフォーマンス向上のための期分け栄養管理プログラム，ストレングス ＆ コンディショニング，15（6），62-64，2008.

28) 厚生労働省：日本人の食事摂取基準（2020年版），2020.

29) Kerksick,CM,et al.：ISSN exercise & sports nutrition review update：research & reccomendations. J Imt Soc Sport Nutr,15（1），38 2018.

30) Mrfbø JI,et al.：Relative importance of aerobic and anaerobic energy release during short-lasting exhausting bicycle exercise, J Appl Physiol, 67（5），1881-1886, 1989.

31) Elia M：Organ and tissue contribution to metabolic rate, Energy metabolism tissue determinants and cellular corollaries，(Kinney, J. M., Tucker, H. N., eds)，Raven Press, 61-79, 1992.

32) Taguchi M,et al.：Resting energy expenditure can be assessed by fat-free mass in female athletes regardless of body size. J Nutr Sci Vitamiol, 57（1），22-29, 2011.

33) Midorikawa T,et al.：High REE in Sumo wrestlers attributed to large organ-tissue mass, Med Sci Sports Exerc, 39（4），288-293, 2007.

34) Cunningham JJ：A reanalysis of the factors influencing basal metabolic rate in normal adults, Am J Clin Nutr, 33（11），2372-2374, 1980.

35) 小清水孝子 ほか：「スポーツ選手の栄養調査・サポート基準値策定及び評価に関するプロジェクト」報告. 栄養学雑誌，64（3），205-208，2006.

36) Ganpule AA,et al.：Interindividual variability in sleeping metabolic rate in Japanese subjects, Eur J Clin Nutr, 61, 1256-1261, 2007.

37) Van Zant RS：Influence of diet and exercise on energy expenditure－a review. Int J Sport Nutr, 2(1), 1-19,1992.

38) Tappy L：Thermic effect of food and sympathetic nervous system activity in humans. Reprod Nutr Dev, 36（4），391-397, 1996.

39) Ainsworth BE,et al.：2011 Compendium of Physical Activities：A Second Update of Codes and MET Values, Med Sci Sports Exerc, 43（8），1575-1581, 2011.

40) Speakman JR,et al.：Physical activity and resting metabolic rate, Proc Nutr Soc, 62（3），621-634, 2003.

41) Hill JO,et al.：Energy Expenditure in Physical Activity, In Bray GA, Bouchard C, eds.：Handbook of Obesity. Etiology and Pathophysiology. Second Edition, Marcel Dekker Inc, 631-653, 2004.

42) Silva AM,et al.：Do Dynamic Fat and Fat-Free Mass Changes follow Theoretical Driven Rules in Athletes?. Med Sci Sports Exerc, 49（10），2086-2092, 2017.

43) Nattiv A,et al.：American College of Sports Medicine position stand. The female athlete triad. Med Sci Sports Exerc, 39（10），1867-1882, 2007.

44) Mountjoy M,et al.：The IOC consensus statement：beyond the Female Athlete Triad－relative energy deficiency in sports（RED-S）. Br J Sports Med, 48（7），491-497, 2014.

45）Yeager KK, et al. : The female athlete triad : disordered eating, amenorrhea, osteoporosis. Med Sci Sports Exerc, 25（7）, 775-777, 1993.

46）Loucks AB, et al. : Luteinizing hormone pulsatility is distrupted at a threshold of energy availability in regularly menstruating women. J Clin Endocrinol Metab, 88（1）, 297-311, 2003.

47）Lee S, et al. : Within-day energy balance and metabolic suppression in male collegiate soccer players. Nutrients, 13（8）, 2644, 2021.

48）Deutz RC, et al. : Relationship between energy deficits and body composition in elite female gymnasts and runners, Med Sci Sports Exerc, 32（3）, 659-668, 2000.

49）勝田茂 ほか：入門運動生理学 第4版. 杏林書院, 30, 2015.

50）W. Larry Kenney, et al. : Physiology of Sport and exercise 5th edition, Human Kinetics, 248-271, 2011.

51）Spina RJ, et al. : Mitochondrial enzymes increase in muscle in response to 7-10 days of cycle exercise. J Appl Physiol, 80（6）, 2250-2254, 1996.

52）Martin WH, et al. : Effect of endurance training on plasma free fatty acid turnover and oxidation during exercise. Am J Physiol, 265（5 Pt 1）, E708-E714, 1993.

53）Hickner RC, et al. : Muscle glycogen accumulation after endurance exercise in trained and untrained individuals. J Appl Physiol, 83（3）, 897-903, 1997.

54）Tarnopolsky MA, et al. : Evaluation of protein requirements for trained strength athletes. J Appl Physiol, 73（5）, 1986-1995, 1992.

55）Phillips S, et al. : Dietary protein for athletes : from requirements to optimum adaptation. J Sports Sci, 29（Suppl 1）, S29-S38, 2011.

56）日本臨床栄養協会（小沼富男）：栄養とアスレティックパフォーマンス栄養と食事のアカデミー：カナダ栄養士会, アメリカスポーツ医学会の見解. New diet therapy, 33 No.1別冊, 日本臨床栄養協会, 15-17, 2017.

57）Jager R, et al. : International Society of Sports Nutrition position stand : protein and exercise. J Int Soc Sports Nutr, 14, 20, 2017.

58）Ko GJ, et al. : The effects of high-protein diets on kidney health and longevity. J Am Soc Nephrol, 31（8）, 1667-1679, 2020.

59）日本腎臓学会：慢性腎臓病に対する食事療法基準2014年版. 東京医学社, 1-13, 2014.
https://cdn.jsn.or.jp/guideline/pdf/CKD-Dietaryrecommendations2014.pdf

60）Slater G, et al. : Nutrition guidelines for strength sports : sprinting, weightlifting, throwing events, and bodybuilding. J Sports Sci, 29（Suppl 1）, S67-S77, 2011.

61）Stellingwerff T, et al. Nutrition for power sports : middle-distance running, track cycling, rowing, canoeing/kayaking, and swimming. J Sports Sci, 29（Suppl 1）, S79-S89, 2011.

62）Rodriguez NR, et al. : American College of Sports Medicine position stand. Nutrition and athletic performance. Med Sci Sports Exerc, 41（3）, 709-731, 2009.

63）Tiller NB, et al. : International Society of Sports Nutrition position stand : nutritional considerations for single-stage ultra-marathon training and racing. J Int Soc Sports Nutr, 16（1）, 50, 2019.

64）Sundgot-Borgen J, et al. : Elite athletes in aesthetic and Olympic weight-class sports and the challenge of body weight and body compositions. J Sports Sci, 29（Suppl 1）, S101-S114, 2011.

65）Meyer NL, et al. : Nutrition for winter sports. J Sports Sci, 29（Suppl 1）, S127-S136, 2011.

66）Moore DR : Maximizing post-exercise anabolism : the case for relative protein intakes. Front Nutr, 6, 147, 2019.

67) Witard OC, et al.：Myofibrillar muscle protein synthesis rates subsequent to a meal in response to increasing doses of whey protein at rest and after resistance exercise. Am J Clin Nutr, 99 (1), 86-95, 2014.

68) 厚生労働省：令和元年国民健康・栄養調査報告. 2020. https://www.mhlw.go.jp/content/001066903.pdf

69) Yasuda J, et al.：Evenly distributed protein Intake over 3 meals augments resistance exercise-induced muscle hypertrophy in healthy young men. J Nutr, 150 (7), 1845-1851, 2020.

70) van Vliet S, et al.：The skeletal muscle anabolic response to plant- versus animal-based protein consumption. J Nutr, 145 (9), 1981-1991, 2015.

71) Pasiakos SM, et al.：Effects of high-protein diets on fat-free mass and muscle protein synthesis following weight loss：a randomized controlled trial. FASEB J, 27 (9), 3837-3847, 2013.

72) Romijn JA, et al.：Regulation of endogenous fat and carbohydrate metabolism in relation to exercise intensity and duration. Am J Physiol, 265 (3 Pt 1), E380-391, 1993.

73) Maughan RJ, ed.：The Encyclopaedia of Sports Medicine, Sports Nutrition, West Sussex, Wiley-Blackwell, 2014.

74) Thomas DT, et al.：Nutrition and Athletic Performance. Med Sci Sports Exerc, 48 (3), 543-568. 2016.

75) Burke L, et al.：Clinical Sports Nutrition 5 Edition. McGrow-Hill Education, 2015.

76) Burke LM, et al.：Postexercise muscle glycogen resynthesis in humans. J Appl Physiol(1985), 122(5), 1055-1067, 2017.

77) Bussau VA, et al.：Carbohydrate loading in human muscle：an improved 1 day protocol. Eur J Appl Physiol, 87 (3), 290-295, 2002.

78) Burke LM, et al.：Contemporary Nutrition Strategies to Optimize Performance in Distance Runners and Race Walkers. Int J Sport Nutr Exerc Metab, 29 (2), 117-129, 2019.

79) Aird TP, et al.：Effects of fasted vs fed-state exercise on performance and post-exercise metabolism：A systematic review and meata-analysis. Scand J Med Sci Sports, 28 (5), 1476-1493, 2018.

80) Galloway SD, et al.：Preexercise carbohydrate feeding and high-intensity exercise capacity：effects of timing of intake and carbohydrate concentration. Int J Sport Nutr Exerc Metab, 24 (3)：258-266, 2014.

81) Kuipers H, et al.：Pre-exercise ingestion of carbohydrate and transient hypoglycemia during exercise. Int J Sports Med, 20 (4), 227-231, 1999.

82) Foster C, et al.：Effects of preexercise feedings on endurance performance. Med Sci Sports, 11 (1), 1-5, 1979.

83) Kondo S, et al.：Preexercise Carbohydrate Ingestion and Transient Hypoglycemia; Fasting versus Feeding. Med Sci Sports Exerc, 51 (1), 168-173, 2019.

84) Jeukendrup AE, et al.：The myths surrounding pre-exercise carbohydrate feeding. Ann Nutr Metab, 57 (Suppl 2), 18-25, 2010.

85) Stellingwerff T, et al.：Systematic review; Carbohydrate supplementation on exercise performance or capacity of varying durations. Appl Physiol Nutr Metab, 39 (9), 998-1011, 2014.

86) Kohara A, et al.：Carbohydrate Gel Ingestion Immediately before Prolonged Exercise Causes Sustained Higher Glucose Concentrations and Lower Fatigue. Int J Sport Health Sci, 12, 24-30, 2014.

87) Chambers ES,et al.：Carbohydrate sensing in the human mouth; effects on exercise performance and brain activity.J Physiol, 587 (Pt 8), 1779-1794, 2009.

88) Carter JM,et al.：The effect of carbohydrate mouth rinse on 1-h cycle time trial performance.Med Sci Sports Exerc, 36 (12), 2107-2111, 2004.

89) de Ataide e Silva T,et al.：Can carbohydrate mouth rinse improve performance during exercise? A systematic review. Nutrients, 6 (1), 1-10, 2013.

90) Jeukendrup A.：A step towards personalized sports nutrition; carbohydrate intake during exercise. Sports Med, 44 (Suppl 1), S25-S33, 2014.

91) Burke L,et al.：Clinical Sports Nutrition, 6 editions. McGraw Hill Education, 2021.

92) Jeukendrup AE：Training the gut for athletes. Sports Med, 47 (Suppl 1), 101-110, 2017.

93) Jeukendrup AE：Carbohydrate and exercise performance; the role of multiple transportable carbohydrates. Curr Opin Clin Nutr Metab Care, 13 (4), 452-457, 2010.

94) Bartlett JD,et al.：Carbohydrate availability and exercise training adaptation：too much of a good thing?. Eur J Sport Sci, 15 (1), 3-12, 2015.

95) Burke LM：Fueling strategies to optimize performance：training high or training low?. Scand J Med Sci Sports, 20 (Suppl 2), 48-58, 2010.

96) Hansen AK,et al.：Skeletal muscle adaptation：training twice every second day vs. training once daily. J Appl Physiol, 98 (1), 93-99, 2005.

97) Marquet LA,et al.：Enhanced Endurance Performance by Periodization of Carbohydrate Intake："Sleep Low" Strategy. Med Sci Sports Exerc, 48 (4), 663-672, 2016.

98) Ganz T：Hepcidin, a key regulator of iron metabolism and mediator of anemia of inflammation. Blood, 102 (3), 783-8, 2003.

99) Nemeth E,et al.：Hepcidin regulates cellular iron efflux by binding to ferroportin and inducing its internalization. Science, 306 (5704), 2090-2093, 2004.

100) McKay AKA,et al.：Whitfield J, Sharma AP, Heikura IA, Burke LM. Six Days of Low Carbohydrate, Not Energy Availability, Alters the Iron and Immune Response to Exercise in Elite Athletes. Med Sci Sports Exerc, 54 (3), 377-387, 2022.

101) 寺田新：スポーツ栄養学；科学の基礎から「なぜ？」にこたえる，東京大学出版会，2017.

102) Ichinose T,et al.：Impact of intensive high-fat ingestion in the early stage of recovery from exercise training on substrate metabolism during exercise in humans, J Nutr Sci Vitaminol, 58 (5), 354-359, 2012.

103) Murakami I,et al.：Significant effect of a pre-exercise high-fat meal after a 3-day high-carbohydrate diet on endurance performance. Nutrients, 4 (7), 625-637, 2012.

104) Cox PJ,et al.：Nutritional ketosis alters fuel preference and thereby endurance performance in athletes. Cell metabolism, 24 (2), 256-268, 2016.

105) 寺田新 ほか：競技選手における糖質と脂質の摂取比率に関する最近の知見. 日本スポーツ栄養研究誌, 15, 20-29, 2022.

106) 山口太一 ほか：運動当日の栄養摂取が持久性パフォーマンスに及ぼす影響：摂取エネルギーに占める脂質エネルギー比の高い食事と糖質エネルギー比の高い食事を比較した研究のシステマティック・レビュー. 日本スポーツ栄養研究誌, 13, 16-24, 2020.

107) Boit MD,et al.：Fit with good fat? The role of n-3 polyunsaturated fatty acids on exercise performance,Metabolism, 66, 45-54, 2017.

108) Miyake Y,et al.：Fatty acid intake and asthma symptoms in Japanese children; the Ryukyus Child

Health Study. Clinical & Experimental Allergy, 38（10）, 1644-1650, 2008.

109）Togo M, et al.：Effects of a high-fat diet on superoxide anion generation and membrane fluidity in liver mitochondria in rats. J Int Soc Sports Nutr, 15（1）, 13, 2018.

110）Hancock CR, et al.：High-fat diets cause insulin resistance despite an increase in muscle mitochondria. Proc Natl Acad Sci USA, 105（22）, 7815-7820, 2008.

111）寺田新：2020年版スポーツ栄養学最新理論. 市村出版, 65-91, 2020.

112）Jabekk PT, et al.：Resistance training in overweight women on a ketogenic diet conserved lean body mass while reducing body fat, Nutr Metab, 7（1）, 1-10, 2010.

113）Evans M, et al.：Metabolism of ketone bodies during exercise and training: physiological basis for exogenous supplementation. J Physiol, 595（9）, 2857-2871, 2017.

114）Stellingwerff T, et al.：Decreased PDH activation and glycogenolysis during exercise following fat adaptation with carbohydrate restoration. Am J Physiol Endocrinol Metab, 290（2）, E380-E388, 2006.

115）東郷将成 ほか：高強度間欠的運動後におけるブドウ糖で作製したアイスクリームの摂取が男性競技者のインスリン分泌に与える影響. 日本スポーツ栄養研究誌, 13, 52-62, 2020.

116）稲井真 ほか：糖質摂取のタイミングの違いが運動後の筋グリコーゲン回復率に及ぼす影響. 日本スポーツ栄養研究誌, 10, 2017.

117）Burke LM, et al.：Carbohydrates for training and competition. J. Sports. Sci, 29（1）, S17-S27, 2011.

118）Ivy JL, et al.：Early postexercise muscle glycogen recovery is enhanced with a carbohydrate-protein supplement. J. Appl. Physiol, 93, 1337-1344, 2002.

119）東郷将成 ほか：高強度運動後のアイスクリーム摂取がインスリン分泌に及ぼす影響：男性競技者を対象とした検討. 日本スポーツ栄養研究誌, 12, 12-20, 2019.

120）Beek Van Del EJ, et al.：Effect of marginal vitamin intake on physical performance of man. Int J Sports Med, 5, S28-S31, 1984.

121）Webster MJ, et al.：The effect of a thiamin derivative on exercise performance. Eur J Appl Physiol Occup Physiol, 75（6）, 520-524, 1997.

122）Reid MB, et al.：N-acetylcysteine inhibits muscle fatigue in humans. J Clin Invest, 94（6）, 2468-2474, 1994.

123）Gaeini AA, et al.：Effects of vitamin E supplementation on oxidative stress at rest and after exercise to exhaustion in athletic students. J Sports Med Phys Fitness, 46（3）, 458-461, 2006.

124）Margaritelis NV, et al.：Antioxidant supplementation, redox deficiencies and exercise performance： A falsification design. Free Radic Biol Med, 158, 44-52, 2020.

125）東田一彦 ほか：持久性運動機能に及ぼす抗酸化ビタミン：ポリフェノール摂取の影響. 臨床スポーツ医学, 29（9）, 881-885, 2012.

126）Gomez-Cabrera MC, et al.：Oral administration of vitamin C decreases muscle mitochondrial biogenesis and hampers training-induced adaptations in endurance performance. Am J Clin Nutr, 87（1）, 142-149, 2008.

127）ダン・ベナードット：スポーツ栄養学ハンドブック. 東京大学出版会, 136-143, 2021.

128）Levine M, et al.：Vitamin C pharmacokinetics in healthy volunteers：evidence for a recommended dietary allowance. Proc Natl Acad Sci USA, 93（8）, 3704-3709, 1996.

129）Maroon JC, et al.：Vitamin D profile in National Football League players. Am J Sports Med, 43（5）, 1241-1245, 2015.

130) Girgis CM, et al.：Vitamin D signaling regulates proliferation, differentiation, and myotube size in C_2C_{12} skeletal muscle cells. Endocrinology, 155（2）, 347-357, 2014.

131) Bass JJ, et al.：The mechanisms of skeletal muscle atrophy in response to transient knockdown of the vitamin D receptor in vivo. J Physiol, 599（3）, 963-979, 2021.

132) Bass JJ, et al.：Overexpression of the vitamin D receptor（VDR）induces skeletal muscle hypertrophy. Mol Metab, 42, 101059, 2020.

133) Houston DK, et al.：Serum 25-hydroxyvitamin D and physical function in older adults：the Cardiovascular Health Study All Stars. J Am Geriatr Soc, 59（10）, 1793-1801, 2011.

134) Kujach S, et al.：The effect of vitamin D_3 supplementation on physical capacity among active college-aged males. Nutrients, 12（7）, 1936, 2020.

135) 井上なぎさ ほか：バドミントン日本代表選手におけるビタミンD不足に対する栄養介入の有効性．日本スポーツ栄養研究誌, 12, 68-76, 2019.

136) Food and Nutrition Board, Institute of Medicine.：Dietary reference intakes for calcium and vitamin D. National Academy Press, 2011.

137) 桒原晶 ほか：日本人のためのビタミンD欠乏判定簡易質問票（VDDQ-J）の開発．ビタミン, 93（7）, 296-298, 2019.

138) Farrokhyar F, et al.：Prevalence of vitamin D inadequacy in athletes；a systematic-review and meta-analysis. Sports Med, 45（3）, 365-378, 2015.

139) Yoshimura N, et al.：Profiles of vitamin D insufficiency and deficiency in Japanese men and women；association with biological, environmental, and nutritional factors and coexisting disorders；the ROAD study. Osteoporos Int, 24（11）, 2775-2787, 2013.

140) 槇本深 ほか：ティーンエージャーの生成熟度と骨量．産婦人科の世界, 50（11）, 855-860, 1998.

141) 大須賀穣 ほか：アスリートの月経周期異常の現状と無月経に影響を与える因子の検討．日本産婦人科学会雑誌, 68付録, 4-15, 2016.

142) Barry DW, et al.：BMD decreases over the course of a year in competitive male cyclists. J Bone Miner Res, 23（4）, 484-491, 2008.

143) 北川薫 ほか：健康運動プログラムの基礎；陸上運動と水中運動からの科学的アプローチ．市村出版, 54, 2005.

144) Specker BL：Evidence for an interaction between calcium intake and physical activity on changes in bone mineral density. J Bone Miner Res, 11（10）, 1539-1544, 1996.

145) Specker B, et al.：Randomized trial of physical activity and calcium supplementation on bone mineral content in 3- to 5-year-old children. J Bone Miner Res, 18（5）, 885-892, 2003.

146) 日本臨床栄養協会（小沼富男）：栄養とアスレティックパフォーマンス栄養と食事のアカデミー；カナダ栄養士会, アメリカスポーツ医学会の見解．New diet therapy, 33, 日本臨床栄養協会, 20, 2017.

147) 樋口満 はか：新版コンディショニングのスポーツ栄養学．市村出版, 2007.

148) 川原貴：アスリートと貧血．女性アスリート健康支援委員会, 3, 2015.

149) Houston BL, et al.：Efficacy of iron supplementation on fatigue and physical capacity in non-anaemic iron-deficient adults；a systematic review of randomised controlled trials. BMJ Open, 8（4）, e019240, 2018.

150) Barney DE, et al.：A prolonged bout of running increases hepcidin and decreases dietary iron absorption in trained female and male runners. J Nutr, 152（9）, 2039-2047, 2022.

151) McCormick R, et al.：The impact of morning versus afternoon exercise on iron absorption in athletes. Med Sci Sports Exerc, 51（10）, 2147-2155, 2019.

152) Domínguez R,et al. : Effects of an acute exercise bout on serum hepcidin levels. Nutrients, 10 (2), 209, 2018.

153) Hennigar SR,et al. : Energy deficit increases hepcidin and exacerbates declines in dietary iron absorption following strenuous physical activity : a randomized-controlled cross-over trial. Am J Clin Nutr, 113 (2), 359-369, 2021.

154) Aschoff J,et al. : Kern und Schale im Wfirmehaushalt des Menschen, Naturwissenschaften, 20, 477-487, 1958.

155) Nielsen B,et al. : Human circulatory and thermoregulatory adaptations with heat acclimation and exercise in a hot, dry environment. J Physiol, 460 (1), 467-485, 1993.

156) Hamilton MT,et al. : Fluid replacement and glucose infusion during exercise prevent cardiovascular drift. J Appl Physiol, 71 (3), 871-877, 1991.

157) Yeo ZW,et al. : Ice slurry on outdoor running performance in heat. Int J Sports Med, 33 (11), 859-866, 2012.

158) Siegel R,et al. : Ice slurry ingestion increases core temperature capacity and running time in the heat. Med Sci Sports, 42 (4), 717-725, 2010.

159) Coyle EF : Fluid and fuel intake during exercise, J Sports Sci, 22 (1), 39-55, 2004.

160) Leiper JB : Fate of ingested fluids : factors affecting gastric emptying and intestinal absorption of beverages in humans. Nutr Rev, 73 (2), 57-72, 2015.

161) Brouns F : Nutritional Needs of Athletes. John Wiley & Sons, 1993.

162) Costill DL,et al. : Factors limiting gastric emptying during rest and exercise. J Appl Physiol, 37 (5), 679-683, 1974.

163) Costill DL : Gastric Emptying of Fluids during Exercise. Lamb DR,et al. eds. Fluid Homeostasis during Exercise, 207-245, 1990.

164) Wang ZM,et al. : The five-level model : a new approach to organizing body-composition research. Am J Clin Nutr, 56 (1), 19-28, 1992.

165) Esparza-Ros F,et al. : International standards for anthropometric assessment, (2019), International Society for the Advancement of Kinanthropometry, Spain

166) Lohman TG : Estimating minimal weight and percent fat in athletes. In Advances in body composition assessment. Human Kinetics Publishers (USA), 109-118, 1992.

167) Katch VL,et al. : Contribution of breast bolume and weight to body fat distribution in females. Am J Phys Anthropol, 53 (1), 93-100, 1980.

168) Torstveit MK,et al. : Are under- and overweight female elite athletes thin and fat? A controlled study. Med Sci Sports Exerc, 44, 949-957, 2012.

169) Burke LM,et al. : ACSM Expert Consensus Statement on Weight Loss in Weight-Category Sports. Curr Sports Med Rep, 20 (4), 199-217, 2021.

170) Kasper AM,et al. : Case Study : Extreme Weight Making Causes Relative Energy Deficiency, Dehydration, and Acute Kidney Injury in a Male Mixed Martial Arts Athlete. Int J Sport Nutr Exerc Metab, 29 (3), 331-338, 2019.

171) Reale R,et al. : Acute-Weight-Loss Strategies for Combat Sports and Applications to Olympic Success. Int J Sports Physiol Perform, 12 (2), 142-151, 2017.

172) Manore MM : Weight Management for Athletes and Active Individuals : A Brief Review. Sports Med, 45 (Suppl 1), S83-92, 2015.

173) Galgani J,et al. : Energy metabolism, fuel selection and body weight regulation. Int J Obes (Lond),

32 (Suppl 7), S109-19, 2008.

174) Taguchi M,et al.：Increasing Meal Frequency in Isoenergetic Conditions Does Not Affect Body Composition Change and Appetite During Weight Gain in Japanese Athletes. Int J Sport Nutr Exerc Metab, 31 (2), 109-114. 2021.

175) Witard OC,et al.：Dietary Protein for Training Adaptation and Body Composition Manipulation in Track and Field Athletes. Int J Sport Nutr Exerc Metab, 29 (2), 165-174, 2019.

176) 永澤貴昭ほか：競技者の増量に適した食事方法の検討. 日本臨床スポーツ医学会誌, 21 (2), 422-430, 2013.

177) Jäger R,et al.：International Society of Sports Nutrition Position Stand：protein and exercise. J Int Soc Sports Nutr, 14, 20, 2017.

178) Morton RW,et al.：A systematic review, meta-analysis and meta-regression of the effect of protein supplementation on resistance training-induced gains in muscle mass and strength in healthy adults. Br J Sports Med, 52 (6), 376-384, 2018.

179) Wells KR,et al.：The Australian Institute of Sport (AIS) and National Eating Disorders Collaboration (NEDC) position statement on disordered eating in high performance sport. Br J Sports Med, 54 (21), 1247-1258, 2020.

180) Sundgot-Borgen J,et al.：How to minimise the health risks to athletes who compete in weight-sensitive sports review and position statement on behalf of the AD hoc research Working group on body composition, health and performance, under the auspices of the IOC medical Commission. Br J Sports Med, 47 (16), 1012-1022, 2013.

181) Forbush KT.et al.：Clinicians' practices regarding blind versus open weighing among patients with eating disorders. Int J Eat Disord, 48 (7), 905-911, 2015.

182) Jentjens R,et al.：Determinants of post-exercise glycogen synthesis during short-term recovery. Sports Med, 33 (2), 117-144, 2003.

183) Ivy JL,et al.：Muscle glycogen synthesis after exercise：effect of time of carbohydrate ingestion. J Appl Physiol, 64 (4), 1480-1485, 1988.

184) van Loon LJ,et al.：Wagenmakers AJ. Maximizing postexercise muscle glycogen synthesis：carbohydrate supplementation and the application of amino acid or protein hydrolysate mixtures. Am J Clin Nutr, 72 (1), 106-111, 2000.

185) Zawadzki KM,et al.：Carbohydrate-protein complex increases the rate of muscle glycogen storage after exercise. J Appl Physiol, 72 (5), 1854-1589, 1992.

186) 日本整形外科学会：整形外科学用語集（第8版）, 南江堂, 2016.

187) 砂川憲彦ほか：スポーツ外傷・障害および疾病調査に関する提言書：日本臨床スポーツ医学会・日本アスレティックトレーニング学会共同声明, 日本アスレティックトレーニング学会誌, 7 (2), 155-171, 2022.

188) 福林徹ほか：スポーツ外傷・障害予防ガイドブック, スポーツ安全協会, 日本体育協会, 1-95, 2017.

189) 鈴木克彦：運動と免疫, 日本補完代替医療学会誌, 1 (1), 31-40, 2004.

190) 小田切優子ほか：オーバートレーニング症候群とは, 臨床スポーツ医学, 23 (8), 877-881, 2006.

191) 川原貴：オーバートレーニングに対する予防と対策, 臨床スポーツ医学, 9 (5), 489-495, 1992.

192) Smith-Ryan AE,et al.：Nutritional considerations and strategies to facilitate injury recovery and rehabilitation, Journal of Athletic Training, 55 (9), 918-930, 2020.

193) Wall BT,et al.：Nutritional strategies to attenuate muscle disuse atrophy, Nutr Rev, 71 (4), 195-208, 2013.

194) Moore DR, et al.：Ingested protein dose response of muscle and albumin protein synthesis after resistance exercise in young men，Am J Clin Nutr，89（1），161-168，2009.

195) Churchward-Venne TA, et al.：Leucine supplementation of a low-protein mixed macronutrient beverage enhances myofibrillar protein synthesis in young men：a double-blind, randomized trial，Am J Clin Nutr，99（2），276-286，2014.

196) Takisawa S, et al.：Vitamin C Is Essential for the Maintenance of Skeletal Muscle Functions．Biology，11（7），955，2022.

197) 栗山陽子：手術患者における健康食品の術前摂取状況と周術期の問題点の検討，日本臨床麻酔学会誌，28（1），110-115，2008.

198) Maughan RJ, et al.：IOC Consensus Statement：Dietary Supplements and the High-Performance Athlete. Int J Sport Nutr Exerc Metab，28（2），104-125，2018.

199) Maughan RJ, et al.：IOC Consensus Statement：Dietary Supplements and the High-Performance Athlete. Br J Sports Med，52（7），439-455，2018.

200) Kerksick CM, et al.：ISSN exercise & sports nutrition review update：research & recommendations．J Int Soc Sports Nutr，15，38，2018.

201) 杉山みち子：改正会議保険制度と栄養ケア・マネジメントに関する研究，栄養学雑誌，65（2），55-66，2007.

202) Ishikawa-Takata K, et al.：Development and validation of a food frequency questionnaire for Japanese athletes（FFQJA），J Int Soc Sports Nutr，18（1），34，2021.

203) Yoshida A, et al. Validity of Combination Use of Activity Record and Accelerometry to Measure Free-Living Total Energy Expenditure in Female Endurance Runners．J Strength Cond Res．33（11），2962-2970，2019.

204) 津田謹輔 ほか監（永井成美 ほか）：栄養教育論 第2版，中山書店，36-39，2022.

205) 日本スポーツ栄養学会 監（髙田和子 ほか）：エッセンシャルスポーツ栄養学，市村出版，26-36，127，153，206，207，2020.

206) Yasuda J, et al.：Evenly distributed protein intake over 3 meals augments resistance exercise-induced muscle hypertrophy in healthy young men，J Nutri，150（7），1845-1851，2020.

207) 鈴木志保子：理論と実践 スポーツ栄養学，日本文芸社，51-76，2018.

208) 山本美枝子：和洋中献立の食事構成と食材料による一考察―調理学実習の教材を資料として，日本調理科学会誌，34（1），80-88，2001.

209) Leatherwood WE, et al.：Effect of airline travel on performance：a review of the literature，Br J Sports Med，47（9），561-567，2013.

210) Preece MA, et al.：Auxological aspects of male and female puberty. Discussion，Acta paediatrica．Acta paediatr Suppl，383，11-13，1992.

211) 赤松利恵 ほか：トランスセオレティカルモデルの栄養教育への適用に関する研究の動向，日本健康教育学会誌，15（1），3-18，2007.

212) Baxter-Jones ADG, et al.：The influence of physical activity on lean mass accrual during adolescence：a longitudinal analysis，J Appl Physiol，105（2），734-741，2008.

213) Kulkarni S, et al.：Beneficial effect of iron pot cooking on iron status，Indian Journal of Pediatrics，80（12），985-989，2013.

214) 松本なぎさ ほか：ジュニア選手とシニア選手におけるサプリメント利用実態の比較，Sports Science in Elite Athlete Support，1，15-27，2016.

215) 松本恵 ほか：座談会 サプリメントの上手な取り入れ方：人生100年時代に向けて：Otsuka & NSCA

Japan Sports Nutrition Academy，29（1），22-29，2022．

216）Wein D：Training Table（3）健康的なベジタリアンアスリート：ストレングス＆コンディショニング，13（3），44-46，2006．

217）日本のベジタリアン・ヴィーガン・フレキシタリアン人口調査 by Vegewel：第4回日本のベジタリアン・ヴィーガン・フレキシタリアン人口調査，https://vegewel.com/ja/style/statistics3（2023年8月10日アクセス）．

218）Pelly FE, et al.：Dietary regimens of athletes competing at the Delhi 2010 Commonwealth Games. Int J Sport Nutr Exerc Metab，24（1），28-36，2014．

219）Kendall CWC, et al.：A dietary portfolio：maximal reduction of low-density lipoprotein cholesterol with diet. Curr Atheroscler Rep，6（6），492-498，2004．

220）Berkow SE：Blood pressure regulation and vegetarian diets. Nutr Rev，63（1），1-8，2005．

221）Sabate J：The contribution of vegetarian diets to human health，Forum Nutr，56（2），18-20，2003．

222）Craig WJ, et al.：Position of the American Dietetic Association：vegetarian diets，J Am Diet Assoc，109（7），1266-1282，2009．

223）Rogerson D：Vegan diets：practical advice for athletes and exercisers. J Int Soc Sports Nutr，14（1），36，2017．

224）Nieman DC：Physical fitness and vegetarian diets：is there a relation?. Am J Clin Nutr，70（Suppl 3），570S-575S，1999．

225）店田廣文：世界と日本のムスリム人口2018年，人間科学研究，32（2），253-262，2019．

226）ムスリムおもてなしガイドブック：https://www.mlit.go.jp/common/001101141.pdf（2022年8月10日アクセス）．

227）食物アレルギー研究会：食物アレルギーの診療の手引き2020．https://www.foodallergy.jp/wp-content/themes/foodallergy/pdf/manual2020.pdf（2022年8月10日アクセス）．

228）日本小児アレルギー学会食物アレルギー委員会：食物アレルギー診療ガイドライン2021．https://minds.jcqhc.or.jp/docs/gl_pdf/G0001331/4/food_allergies.pdf（2022年8月10日アクセス）．

229）消費者庁：令和3年度食物アレルギーに関連する食品表示に関する調査研究事業報告書（令和4年3月），2022．

230）本村知華子：運動誘発アナフィラキシーの現状とスポーツ活動における対策（特集 アスリートのアレルギー疾患に対するケア）．臨床スポーツ医学，31（8），770-773，2014．

231）福土審：過敏性腸症候群の病因．日本消化器病学会雑誌，111（7），1323-1333，2014．

232）Halmos EP, et al.：A dietlow in FODMAPs reduces symptoms of irritablebowel syndrome，Gastroenterology，146（1），67-75，2014．

233）Dana　 ML, et al.：Low FODMAP：a preliminary strategy to reduce gastrointestinal distress in athletes，Med Sci Sports Exer Jan，50（1），116-123，2018．

234）Walsh NP：Nutrition and Athlete Immune Health：New Perspectives on an Old Paradigm. Sports Med，49（Suppl 2），153-168，2019．

235）Peake JM, et al.：Recovery of the immune system after exercise. J Appl Physiol（1985），122（5），1077-1087，2017．

236）Gleeson M：Immunological aspects of sport nutrition. Immunol Cell Biol，94（2），117-123，2016．

237）Mohr AE, et al.：The athletic gut microbiota. J Int Soc Sports Nutr，17（1），24，2020．

238）Jäger R, et al.：International Society of Sports Nutrition Position Stand：Probiotics. J Int Soc Sports Nutr，16（1），62，2021．

239）Dhabhar FS：Effects of stress on immune function：the good，the bad，and the beautiful. Immunol

Res, 58 (2-3), 193-210, 2014.

240) Lancaster GI,et al. : Effect of prolonged exercise and carbohydrate ingestion on type 1 and type 2 T lymphocyte distribution and intracellular cytokine production in humans. J Appl Physiol, 98 (2), 565-571, 2005.

241) Costa RJS,et al. : Influence of timing of postexercise carbohydrate-protein ingestion on selected immune indices. Int J Sport Nutr Exerc Metab, 19 (4), 366-384, 2009.

242) Mitchell JB,et al. : Influence of carbohydrate status on immune responses before and after endurance exercise. J Appl Physiol, 84 (6), 1917-1925, 1998.

243) Bishop NC,et al. : Pre-exercise carbohydrate status and immune responses to prolonged cycling : II. Effect on plasma cytokine concentration. Int J Sport Nutr Exerc Metab, 11 (4), 503-512, 2001.

244) Witard OC,et al. : High dietary protein restores overreaching induced impairments in leukocyte trafficking and reduces the incidence of upper respiratory tract infection in elite cyclists. Brain Behav Immun, 39, 211-219, 2014.

245) Sinclair LV,et al. : Phosphatidylinositol-3-OH kinase and nutrient-sensing mTOR pathways control T lymphocyte trafficking. Nat Immunol, 9 (5), 513-521, 2008.

246) Klaenhammer TR,et al. : The impact of probiotics and prebiotics on the immune system. Nat Rev Immunol, 12 (10), 728-34, 2012.

247) Cox AJ,et al. : Oral administration of the probiotic Lactobacillus fermentum VRI-003 and mucosal immunity in endurance athletes. Br J Sports Med, 44 (4), 222-6, 2010.

248) Gleeson M,et al. : Daily probiotic's (Lactobacillus casei shirota) reduction of infection incidence in athletes. Int J Sport Nutr Exerc Metab, 21 (1), 55-64, 2011.

249) Pyne DB,et al. : Probiotics supplementation for athletes : clinical and physiological effects. Eur J Sport Sci, 15 (1), 63-72, 2015.

索　引

(編著者)   (執筆分担)

髙田 和子 (たか た かず こ)　　東京農業大学応用生物科学部　　　　　　第1章1，第2章1・2，
　　　　　　　　　　　　　　　　　　　　　　　　　　　　　　　　　第3章1・2.5，第4章1，
　　　　　　　　　　　　　　　　　　　　　　　　　　　　　　　　　第4章コラム

(著　者)(五十音順)

神崎 圭太 (かん ざき けい た)　　川崎医療福祉大学医療技術学部　　　　　第2章3・6・7.2

小西 可奈 (こ にし か な)　　　　東洋大学食環境科学部　　　　　　　　　第2章4.1・4.2・4.5，
　　　　　　　　　　　　　　　　　　　　　　　　　　　　　　　　　第3章2.3・2.4・3，
　　　　　　　　　　　　　　　　　　　　　　　　　　　　　　　　　第4章5.5

近藤 早希 (こん どう さ き)　　　医薬基盤・健康・栄養研究所　　　　　　第2章4.3・4.4
　　　　　　　　　　　　　　　　　ヘルス・メディカル微生物研究センター

佐々木 将太 (さ さ き しょう た)　北海道文教大学人間科学部　　　　　　　第1章2・3，
　　　　　　　　　　　　　　　　　　　　　　　　　　　　　　　　　第4章5.1～5.4

東郷 将成 (とう ごう まさ なり)　旭川市立大学短期大学部　　　　　　　　第2章3・5・8，第3章4，
　　　　　　　　　　　　　　　　　　　　　　　　　　　　　　　　　第4章3・4

村田 浩子 (むら た ひろ こ)　　　十文字学園女子大学人間生活学部　　　　第3章2.1・2.2・5，
　　　　　　　　　　　　　　　　　　　　　　　　　　　　　　　　　第4章2

四元 晴輝 (よつ もと はる き)　　川崎医療福祉大学医療技術学部　　　　　第2章7.1

(コラム)(五十音順)   (掲載章)

重田 玲子 (しげ た れい こ)　　　豊田市立豊田特別支援学校　　　　　　　第4章

関根 豊子 (せき ね とよ こ)　　　株式会社LEOCスポーツ栄養事業企画部　　第2章

渡口 槙子 (と ぐち まき こ)　　　ハイパフォーマンススポーツセンター　　第3章
　　　　　　　　　　　　　　　　　国立スポーツ科学センター

友利 由希 (とも り ゆ き)　　　　医療法人六人会ロクト整形外科クリニック　第3章

三好 友香 (み よし ゆ か)　　　　森永製菓株式会社inトレーニングラボ　　第2章

八巻 法子 (や まき のり こ)　　　日本ハム株式会社中央研究所　　　　　　第1章

Nブックス
スポーツ栄養学

2023年（令和 5 年）11月30日　初 版 発 行

編著者　髙 田 和 子
発行者　筑 紫 和 男
発行所　株式会社 建 帛 社
　　　　　KENPAKUSHA

112-0011 東京都文京区千石 4 丁目 2 番15号
T E L　（03）3 9 4 4 - 2 6 1 1
F A X　（03）3 9 4 6 - 4 3 7 7
https://www.kenpakusha.co.jp/

ISBN　978-4-7679-0737-6　C3047　　　　　壮光舎印刷／ブロケード
ⓒ髙田和子ほか，2023.　　　　　　　　　　Printed in Japan
（定価はカバーに表示してあります）